樂府

·

心里满了，就从口中溢出

直到最后一课

生与死的学习

[瑞士] 伊丽莎白·库伯勒-罗斯 ———— 著

一 熙 ———— 译

北京联合出版公司
Beijing United Publishing Co.,Ltd.

献给

父亲和赛普利·布赫

第二次世界大战结束后，与社会生活的其他方面一样，美国人对待疾病，喜欢怀着乐观的心态，蔑视其存在。经受了大萧条、两次世界大战的考验，美国人觉得自己似乎战无不胜、性格坚忍，还不乏进取之心。也难怪，美利坚民族身处逆境时，向来不放弃希望，这似乎成了一种美德，一种地道的美利坚精神。

我们当然有充足的理由保持乐观。物理学、化学、工程学以及对大多数人来说最为重要的医学领域，几乎每天都有惊人的突破。一些曾经致命的疾病，比如肺炎、败血症、肾衰竭和严重的外伤，被治愈已经是平常之事。疾病越来越成为一个亟待解决的问题。公众觉得医学也许很快就能让人长生不老，甚至（在潜意识里）认为医学能征服死亡本身。

在这种氛围下，医术高明的医生，总能找出一种治疗方式，阻挠死神来敲患者的家门。在 20 世纪五六十年代，医生害怕承认治疗根本没有疗效，也不敢告诉病人，如果继续治疗，其实弊大于利。医生嘛，总要摆出一副永不言败的样子，但他们并非唯一维持这种假象的人，与之同谋的还有病人和病人家属，医患双方"串通"起来，想方设法回避死亡的话题。

在当时，面对重病患者的疼痛，医生给予患者的帮助不足，这是很常见的，病人经受着（往往是不必要的）痛苦结局。有一部分原因，是医生在处理疼痛和其他症状方面的训练不足。还有一部分原因，是医生、病人及其家属所保持的伪装——阳光般的伪装。因为承认一个人的疼痛正在恶化，可能意味着承认他的疾病正在恶化。

那个年代，医生的话就是金科玉律。病人的想法、意见和偏好无足轻重。医生告诉病人治疗决定，病人接受这些决定。向死亡发起挑战，才能展示自己的实力，树立自己的威信，成为一位最成功的医生。此外，同行竞争带来的压力也让医生对病人的痛苦视而不见，只有在病人的生命还剩最后几个小时，医生才会给病人注射足够剂量的吗啡，免于他们死得太痛苦。因为怕招来同行的质疑和嘲笑，很多医生无法给临终病人开足够的药，没能让病人在剩下的几个月里尽可能舒适地生活。

罗斯撰写的《直到最后一课》一书，对医生的一言堂和医患双方的隐忍态度发起了挑战。在那个年代，医学专家们提到疾病和死亡，往往语气委婉、语焉不详，终于，有这样一位医生勇敢地站出来，和病人谈论他们的病情，而且仔细地倾听病人的心声。

罗斯和她的书引起了全国的注意，并且在医学和文化领域产生了强烈反响。有了这种倾听，疾病的背后不再只是疼痛和死亡，医生的视角也不再局限于疾病本身，而是拓展到患者的经历和个人生活。我第一次读到《直到最后一课》时还是一个致力于医疗事业的大学生。书中对病人的采访记录让我很震惊，字里行间，满满的都是罗斯对病人朴素的友好和明显的尊重。

没过几年，《直到最后一课》就改变了主流的诊疗态度和临床实践。罗斯的书重申了病患在治疗过程中和走向临终时所拥有的个人权利，也创造了一个重建全新医患关系的机会。不再有垂死的病人被送到大厅另一端的病房，人们如何与世界挥手告别变得很重要。《直到最后一课》让人们注意到了临终关怀的重要性，甚至推动医院创立了新的科室，研究出新的姑息治疗方式。可以这么说，它所带来的显著影响已经遍及所有医学专业和护理实践，比如到 20 世纪 90 年代末，医院每次测完病人的体温、脉搏、血压和呼吸后，还要测一测疼痛感，疼痛感成为"第五个关键因素"。

《直到最后一课》也对人类的研究产生了深远的影响。所谓"临终"，不再是一种纯粹客观的过程，对临终的研究也不再局限为组织学、生物化学、生理或者心理病理学。相反，罗斯的开创性工作为重症患者的护理和主观体验开辟了全新的研究领域，越来越多的人对此感兴趣，对死亡和临终展开定量和定性研究，加速了心理学和精神病学、老年病学、姑息医学、临床伦理和人类学的进程。

尽管罗斯沉浸在当时流行的精神病学理论中，并以此为豪，但她并没有被弗洛伊德或者荣格的学说束缚。她重视病人的个人经历，让接受采访的病人的声音和观点占主导地位。她的采访允许病人用自己的话讲述病情，讲述他们是如何挣扎着活下来的，哪怕全然没有治愈的可能。她最感兴趣的精神分析学，体现在得了绝症的人和到目前为止一直都健康的人之间。

在《直到最后一课》中，罗斯把重病患者划分为否认病情与自我封闭、愤怒、讨价还价、抑郁和接受几个阶段，细致地描述了身患绝症的病人的种种情绪状态，他们经历过什么心灵冲击，他们如何适应病情的发展。

它们被人称为罗斯医生的"临终各阶段"，罗斯也因为将临终划分为一个程式化的过程而受到批评，但任何细读过这本书的人都会发现，相对于她的描述，这样的概括实在是太简单、太不准确。在《直到最后一课》中，罗斯明确了这些情绪状态和适应机制以不同的模式发生，记录病人的访谈内容，结合病人的个人经历，很自然（尽管并不容易）就能体会病人是如何从最初的否认与自我封闭发展到愤怒、讨价还价、抑郁，最终获得了一种接受自己处境的感觉，或者至少是一种默认。她还讲述了其他病人的经历，他们的状态在否认或愤怒的阶段之间停滞。在《直到最后一课》中，我们会读到那些在疼痛不适和行动不便中，身心俱疲与疾病持续作斗争的病人，因此，疾病和死亡的阴影对他们的心情肯定会造成影响。我们得知有些病人病情恶化时，就会步入否认或愤怒阶段。这样的情绪状态会反复表现出来吗？人的情感是很复杂的，《直到最后一课》中的访谈对象有时会出现看似不相容的状态，如否认和接受共存的状态。

《直到最后一课》对医疗保健和研究也产生了影响，帮助美国人用全新的角度来理解疾病和临终。

值得一提的是，罗斯是如何发表她在《直到最后一课》中的研究成果的。尽管她的这些研究肯定会引起医学界人士的注意，但她还是选择了为普通公众写一本书。她也许深谙马歇尔·麦克卢汉在1964年的著作《理解媒介》中那句名言："媒介就是信息。"

也许是无心插柳，罗斯的书引发了一场文化运动，通过改善临终关怀，让疾病和死亡回归人们生活中原本应有的位置。这就是《直到最后一课》做出的贡献。有一期《生活》杂志把这本书称作"给生者上了深刻一课"。这个评价恰如其分。

人这一生，患病在所难免，终有一天会走向旅途的终点。生与死是永恒的主题，所以今天的读者，不妨读一读这本《直到最后一课》。身为一名医生，我惊讶于医学已经取得了长足的进步，但还有更远的路要走，才能真正实现以人为本的关怀。我时刻提醒自己，要像朋友一样倾听重症病患的心声，为他们服务，因为他们正走在一个所有人都不愿意选择但所有人又最终不得不走的路上。

从医生的角度重读《直到最后一课》时，我再次感受到它对作为一个儿子、兄弟、丈夫、父亲和祖父的个人影响。

通过《直到后一课》中的访谈对象，我们得知众生皆为凡者，难逃一死，但他们也告诉我们，如何走向死亡并不是命中注定的，好与坏，取决于人们所做的选择和关怀照料。有很多种方式展开临终关怀，逝者走得安详，生者也备感欣慰。这么多年过去了，《直到最后一课》仍然是一个行动口号，号召我们听一听病人的需求，用我们的专业技能帮助他们。身为医生，要永远保持谦卑、热忱和同情。

在社会动荡的20世纪中叶，一个矮小的瑞士裔美国精神病学家大胆地为步入生命尽头的人们发声。罗斯为美国人举起一面镜子，透视出他们对临终病患的态度和对待方式。对于自己不喜欢的，人们总是爱选择性忽视。《直到最后一课》把事实摆在所有人面前，进而促使我们反思死亡的意义、社会权利和保健制度。

我们无法改变生死。

但我们能改善生命的质量。

艾拉·比奥克博士

达特茅斯盖泽尔医学院 医学教授

2013 年 8 月 16 日

曾经有人问我，愿不愿意写一本关于死亡和临终的书，我满怀激情地接受了挑战。可等我下定决心坐下来，开始认真构思，才发现这不是件容易的事。该从哪里动笔呢？包括哪些内容呢？对于将来打开本书的陌生读者，我该跟他们分享多少与临终病人相处的经历呢？有多少事情，只能靠亲眼看见、亲耳听到、亲身感受，而语言根本无法表达？

过去两年半，我访谈了很多走向生命尽头的患者，本书讲述的只是这次实验的开头部分，但是对所有参与者来说，实验结果很有意义，也具有启发性。这不是一本指导医疗人员如何护理临终病患的教科书，也非对患者面对死亡时心理状态的完整研究。这只是一次全新的、富有挑战的机会，让我们把病人看作健康的普通人，陪他们聊天，被他们的勇气感染，并且找出院方在护理病患时的不足之处。以病人为师，我们可以更清楚地了解他们在生命最后的阶段，盘桓在心头的焦虑、恐惧和向往。我所能做的，仅仅是讲述患者的故事，分担他们的痛楚、期待与惆怅。我希望这本书能激励人们，别再躲开"痊愈无望"的病人，而是走近他们，帮助他们度过生命最后的时光。能做到这一点的人，会发现健康人与病人其实可以互相慰藉，双方都能借此机会了解人生的意义，感受人性的光辉，并借此机会丰富人生阅历，让自己在告别人世时，多一些坦然，少一些忧虑。

目录

第一章

对死亡之恐惧

别让我祈求我能幸免于遭遇危险，而祈求能面对危险而无所畏惧。

别让我要求把我的痛苦止息，而要求一颗能战胜痛苦的心。

别让我在人生的战场上寻求盟友，而寻求我自己的力量。

别让我在忐忑不安的恐惧中渴望得救，而希求能赢得我的自由的坚韧。

姑且承认我也许不是一个懦夫，在我欣喜于自己的成功之际，让我独自感受你的仁慈；但在我遭遇失败的时候，让我能找到你的手的紧握。

——泰戈尔《采果集》

在过去的几代人中，流行病夺走了无数人的生命。婴幼儿早夭是常有的事，几乎每户人家都会失去一两个年幼的家庭成员。在过去的几十年里，医学突飞猛进。至少在欧洲和美国，疫苗接种的广泛普及，消除了很多疾病。化疗，尤其是抗生素的使用，大大减少了传染病的死亡人数。儿童护理水平的提升和教育的改善，降低了儿童疾病的发病率和死亡率。曾经威胁中青年人，害他们英年早逝的病症，也被一一攻克。而随着老年人口数量的不断增加，伴随衰老而来的恶性肿瘤病人及慢性病患者也多了起来。

儿科医生要处理的急症和危及生命的病症变少了，但与此同时，越来越多患者出现了身心障碍，在心理调节和行为举止方面产生了问题。在医生的候诊室里，比以往更多地涌入有情绪问题的病人，再加上数量更多的老年患者，后者不仅要对付身体机能的日渐衰弱和身体上的局限，还要面对孤单和无助带来的种种痛苦。这些人中，大多数都没看过心理医生，他们的诉求必须依靠某些专业人士加以引导才能得到满足，比如牧师和社区志愿者。正是为了这些病患，我试图勾勒出过去几十年间人们关于"死亡"的观念发生的变化，这些变化加深了人们对死亡的恐惧，导致更多人产生了心理问题，因此，了解和应对"死亡与临终"问题变得尤为重要。

回顾历史，研究古老的文化和人类的生活方式，我们深刻体会到死亡一直为人类所厌恶，而且可能永远都会这样。从心理医生的角度看，这合情合理，如果非要解释清楚，也许源于一个基本常识：在我们的潜意识中，死亡的厄运永远轮不到自己头上。要人们主动展开想象，去想象我们好好的生命说终结就终结了，这简直不可思议，如果我们的生命不得不终结，那肯定是外界某种邪恶力量横加干涉的结果。简而言之，在我们的潜意识中，我们只会"被杀死"，自然的生老病死是难以接受的，所以死亡本身总是跟坏运气、可怕的事故、遭天谴或者报应什么的联系在一起。

记住这些基本事实很关键，因为只有这样，我们在跟病人交流的时候才能弄清他们的想法，否则听了半天也捉摸不透。

我们要了解的第二个基本事实是，在潜意识中，人们无法区分什么叫愿望、什么叫实际行为。每个人都会产生一些不合逻辑的幻想，在幻想中，截然相反的两种行为能并行存在，要是这些想法出现在梦中，倒也说得过去，但在清醒的时候还怀着这样的想法，那就说不过去，甚至有悖常理了。我们在气头上时，潜意识中常常把杀人的愿望与行为混为一谈，至于尚未成年的孩子，他们更不能分辨两者有什么差别。如果小孩子因为自己的愿望没有得到满足，便对母亲发脾气，背地里诅咒她死，但当母亲真的死了时——即使母亲的死与他的诅咒不构成因果关系——这个孩子还是会留下严重的精神创伤。他这辈子都会觉得自己对母亲的死负有部分或者全部的责任，他不敢把这件事告诉别人，而是深埋心底——"是我干的，我得负责，我是个坏孩子，所以妈妈才离开了我"。值得一提的是，如果是父母离异、分居或者被遗弃等原因，使孩子失去了父亲或者母亲，他也会有同样的反应。在孩子们看来，死亡是暂时的。就跟离婚差不多，而就算父母离了婚，他还有机会跟父亲或母亲见面。

很多父母都记得自家孩子说过这样的话："我去把小狗埋到土里，明年春暖花开的时候，它又会活过来。"也许正是怀着同样的愿望，古埃及人会给死者奉上吃喝，让他们在另一个世界过得开心；而古代美洲印第安人为离世的亲属下葬时，会将他们生前的物品随葬。

等我们渐渐长大，开始意识到自己并非无所不能，我们最强烈的愿望，也无法将不可能变为可能。之前还担忧是因自己的所作所为，爱人或者家人才离开了人世，现在，这种忧虑以及伴随的负罪感逐渐消退了。不过，要是受到强烈的刺激，忧虑还是会卷土重来，在医院的走廊上，我们每天都会在失去至亲的人群中见到这种情形。

有一对夫妇，常年争吵不休，但夫妇俩有一个死去时，活着的那个抓扯自己的头发，哭得捶胸顿足、肝肠寸断，而且害怕自己很快也会追随对方的脚步，被死神带走，因为相信世间的报应之说——以眼还眼、以牙还牙——"她的死都怨我，我会遭报应，不得好死"。

认识到这一点，也许可以帮助我们理解一些绵延了许多世纪的古老风俗和仪式。举行这些仪式，目的是平息诸神或者众人的怒火，由此减轻预料中的惩罚。说到这儿，我不禁联想到骨灰、破衣服、面纱和古时的"哭灵女人"——这样做，是为了博得哀悼者的同情而表现出懊悔、悲痛和愧疚。如果有人悲痛得捶打胸口、抓扯头发、不吃不喝，是因为他将爱人的离世归咎于自己，并试图通过上述举动，逃避要承担的罪责，减轻要接受的惩罚。

悲痛、懊悔和愧疚并不能减轻气愤与恼怒。悲痛中往往伴着几分气愤。谁也不愿意承认，面对死去的人，胸中有时会怀着熊熊怒火，这些情绪往往被藏起来、压下去，所以伤痛久久萦绕在人们心头，实在要宣泄，也只能通过其他方式。不过，有这样的情绪，究竟是件坏事，还是令人不齿？这并不取决于我们的判断。我们要做的是了解各种情绪，了解喜怒哀乐的真正含义和来龙去脉，明白这些不过是人的真性情。为了更好地说明这一点，我继续以小孩子为例，因为我们虽然是成年人，却仍然怀有一颗童心。有个五岁的小孩，母亲去世了，孩子一方面陷入深深的自责，觉得是自己害母亲丢了性命，但另一方面又很气愤，认为母亲抛弃了他，再也无法满足他的种种需求。于是，对死去的母亲，孩子又爱又怀念，但母亲狠心地抛弃了他，让他心生怨恨，正应了一句老话：爱之深，恨之切。

古代希伯来人将死者的遗体视作不洁之物，不能触碰。早期的美洲印第安人在提到恶灵时，会朝天上射几箭，把恶灵赶走。其他文化也有类似的仪式来对付死者的"邪灵"。尽管我们不愿意承认，举行这些仪式，都是为了抒发心头的愤怒之情。竖一块墓碑，或许也是想镇住恶灵，将其禁锢在地下不出来害人，而送葬的人把鹅卵石摆放在墓前，普通的石头便被赋予了象征意义。在阵亡将士的葬礼上，鸣枪既是向死者做最后的致敬，也是一个象征性的仪式，与印第安人朝天空投矛射箭、告慰亡灵的做法如出一辙。

我举这些例子，只是想强调一点：世事变迁，但人性的本质并没有发生根本改变。死亡依然是令人生畏的，即使我们自认为掌握了一些招数，能或多或少克服对死亡的恐惧，但只要是个人，就很难不怕死。

当然也有发生改变之处，比如我们对待死者、垂死之人和临终病患的方式。

我在欧洲的一个小国出生、长大，当时的科学水平并不高。现代科技刚刚开始与医学接轨，人们的生活方式跟半个世纪前一样，正因如此，我才有机会利用一段较短的时间，研究人类某些行为的发展演变。

记得小时候，我曾亲眼见到一位农夫是如何告别人世的。他从树上摔了下来，奄奄一息。临死前，他只有一个愿望，就是死在自己家里。毫无疑问，谁也不敢拒绝他。农夫把女儿们叫进卧室，跟每一个都单独说了几分钟。他伤得很重，疼痛难忍，但仍然语气平静地安排自己的后事，分配财物和田地，还特别交代，要等他的妻子过世，孩子们才能拿到分割后的家产。他还嘱咐孩子们共同分担他尚未完成的工作和任务。他邀请朋友们来家里探望，跟他们道别。我当时年纪还小，但他并没有要我和我的兄弟姐妹们回避，我们和他的家人待在一起，为他的丧事做准备，跟他们一起哀悼。等到他过世，他的灵柩停放在屋里，停在他亲手建起来的、深爱的家中。在这块他居住过、热爱过的土地上，他躺在鲜花丛里，周围站满了前来看他最后一眼的友人和乡邻。时至今日，在我的家乡，仍然不流行虚设"灵堂"，不给死者抹防腐香料，也不给死者化妆以营造出一种他在熟睡的假象。除非死者生前得了怪病，面目狰狞，人们才会用绷带把他的脸缠起来。只有患过传染病的死者，下葬前遗体才不能停放在家中。

我为什么要描述这些"旧式"的习俗呢？因为我觉得这些旧俗折射出人们对死亡的坦然接受，有助于临终病患及其家人接受即将与亲人死别的痛苦。如果病人能在熟悉和喜爱的环境中走到生命的尽头，就会更从容。家人对他了如指掌，需要止痛的话，递上的不是止痛片，而是他最爱的葡萄酒；到了该补充水分的时候，自家熬制的肉羹，光是闻到香味就能让人食欲大振，愉快地呷上一两口，其功效比输液好得多。当然，我并非故意抹杀止痛片和输液的作用，根据自己当乡村医生的经验，我完全明白，药物有时候能起死回生，在治病救人时常常必不可少。但我更清楚，悉心照料、熟人看望和可口的美食能代替很多瓶注射液。道理很简单，这么做无须消耗太多的人力、物力和医疗资源，就能满足病人身心的需要。

亲人离世时，允许孩子们待在家里，邀请他们参与谈话和讨论，一起感受恐惧，他们就会觉得在悲伤的气氛中，自己并非孤立无援，所以能坦然地与大人们一起准备后事，共同哀悼，并从中得到慰藉。这种经历能帮助孩子们慢慢接受死亡，将死亡视作生命的一部分，最终让他们的心智变得成熟。

与之形成鲜明对比的是一个将死亡视为禁忌的社会，讨论死亡话题被认为是不健康的。按照大人的想法，孩子不能掺和进来，因为他们"受不了"。孩子们被送到亲戚家住，家人谎称"妈妈到很远的地方旅行去了"，或者找些破绽百出的借口。孩子会隐隐感到事情有些不对劲，如果亲戚继续编故事，回避他们提出的疑问，甚至为了应付失去亲人的孩子，一个劲儿地送礼物，希望聊表心意，作为补偿，就会更加深他们对大人的怀疑。孩子迟早会察觉到家里发生了变故。年龄不同、性格各异的孩子，心中或多或少将留下难以弥合的伤痛，会把这次变故看作一次恐怖而神秘的、让精神受到创伤的经历。小孩子无法独自应付这种局面，大人的话又不可信，他们会陷入困惑。

同样，告诉一个失去兄弟的小姑娘，因为上帝喜欢小男孩，才把约翰尼带去了天国，也很不明智。三十年后，小姑娘长大成人，她的心头仍然怀着对上帝的怒火。此时，厄运再次降临，她痛失爱子，她会陷入抑郁难以自拔。

人性的解放、科学知识的普及，再加上对人类自身的了解，所有这些，本应该帮助我们自己和家人更好地直面死亡的命运，但事与愿违——那个能让人们躺在自家床上、安详而又有尊严地死去的年代一去不复返了。

科学越进步，人们越怕死，就越拒绝面对死亡。这是什么原因呢？

提到"死"字，我们习惯使用委婉语。我们给去世的人化妆，让他们看起来像是睡着了。即便患上重病的人运气好，能在家中离世，我们也会想方设法把孩子送走，免得他们被家里乱糟糟的焦虑气氛影响心情。我们甚至不准孩子去医院探望弥留之际的父母。至于是不是该告诉患者真实病情，一直以来都存有争议。以前就没这么麻烦，家庭医生会按时上门，治疗病患。一个人从出生到去世，医生陪伴他一辈子，对他性格中的优缺点都了如指掌。

今天的人很难从容地面对死亡，原因有很多。其中最重要的一个是，在当今社会，死亡越来越叫人生厌，一提到死，我们的脑海便浮现出孤独的身影、各式各样的医疗器械，以及个人尊严的彻底丧失。有时候，即便借助技术手段，也很难预测死亡会在哪一刻降临。

生命的终点变得孤单寂寞，缺乏人情味儿，因为病人离开了自己熟悉的环境，被匆匆忙忙推到急诊室抢救。无论是谁，只要生过重病，需要静养与照料的人，都有过类似的经历 —— 被人抬上担架，忍受着救护车刺耳的鸣笛声和零乱的脚步，直到医院大门"吭"的一声打开。只有熬过来的人，才能充分体会到这次不近人情的"押送"不过是一场漫长的严酷考验的序曲。我们在身体健康时都无法忍受噪声、强光、各种阀门、嘈杂人声，这些难以用语言描述的折磨让人苦不堪言。也许，我们更应该多考虑躺在病床上的病人的感受，并且停下那些貌似有效的善行，以便尽早握住病人的手，微笑着倾听对方的心声。对很多人来说，前往医院的路程，是踏上临终的第一段旅程。我故意说得如此夸张，是为了与那个在自己家中离世的病人做对比。千万别曲解我的意思，不是说治疗手段能够挽回患者的生命也不去挽救，而是我们仍然需要密切关注病人的心态、需求和反应。

病人一旦病情危重，就失去了发表意见的权利。该不该住院治疗？什么时候去？去哪家医院？这些往往由别人来做决定。大家似乎忘了，这个重病缠身的人也有感情、有心愿，而且最重要的是，他也有发言权。

好吧，假设有个病人已经被送入急诊室，他的身边挤满了忙碌的护士、护工、实习医生、住院医师；做化验的等着采血样，拍心电图的等着拍片子，他会被送去照 X 光，会无意中听到别人讨论他的病情，询问家属的意见。慢慢地，他不再是一个活人，而是成了一件物品。大家不参考他的意见就做出决定。如果他反抗，就会被注射镇静剂，再观察几个小时，见他完全没有了力气反抗，才推到手术室或者加护病房里，并最终成为一个消耗大量人力物力的物品。

他需要休息、安宁，需要重获人的尊严，但得到的却是输液、输血、上人工心肺机。如果必要的话，再给他来一个气管造口术。其实，他可能想要某个人停下来，在他身旁待上一分钟，能让他问个问题——但房间里挤了一堆人，二十四小时轮流转，忙着测心率、脉搏、心电图、肺功能，化验分泌物和排泄物，唯独没有人陪他说句话。他想抗争，但无济于事，因为大家做这一切的出发点都是为了挽救他的生命，等把命保住了，再听他的意见也不迟。首先考虑病人的感受，肯定会错失宝贵的抢救时间！这个说法合情合理，但事实果真如此吗？我们忙于捣鼓数不清的医疗器械，履行各种治疗程序，所以没有时间了解病人的感受？我们这样做，是不是为了抑制面对重症患者、绝症病人时笼罩在心头的焦虑情绪？我们把注意力放在设备上，放在血压数值上，是不是因为我们听见死神的脚步声越来越近，我们恐惧、不安和绝望？相比病人饱受折磨的脸庞，我们宁可把目光投向冰冷的机器面板。后者会提醒我们自己并非全知全能，失败与挫折难以避免，而且更重要的是，谁都难逃死亡的宿命。

有人会问：我们是变得越来越有人性，还是越来越缺乏人性？本书无意对此做出评判，但无论答案是什么，有一点显而易见，如今的病人受的苦越来越多，也许不是生理上的，而是心理上的。好几百年过去了，病人的需求从未改变，但我们作为医生，满足他们需求的能力却变了。

第二章

面对死亡与临终，心态各异

恶者虽众，人性本善。

——泰戈尔《飞鸟集》第二百一十九首

· 社会习俗和防御心理 ·

在前一章，我们回顾了人们对死亡的反应。如果我们再审视社会
大环境，可能会提出疑问：一个人究竟在社会中遭遇到了什么，才会
刻意忽视和回避死亡？有哪些因素加剧了人们对死亡的焦虑感？日新
月异的医学界发生了哪些变化？说到这儿，我们不禁又要问，医学究
竟是一份充满人文关怀、受人尊重的职业，还是一门缺乏人性的新兴
学科——它仅仅致力于延长病人的寿命，而非缓解人类的痛苦？医学
院的学生有几十种关于核糖核酸（RNA）和脱氧核糖核酸（DNA）的
课程可供选择，但在应对简单的医患关系时却束手无策。在过去，只
有与患者们关系良好，一位家庭医生才能毕生行医；而现在，社会过
多地强调学生的智商和班级排名，忽视了人的基本素质，例如机警、

敏感、洞察力和坦然面对一切的心态，具备了这些素质，才能体会患者的痛苦。在这个高度专业化的社会，年轻的医科学生在医学院学习的头几年，就可以凭借研究和实验成果脱颖而出，但当某个病人询问一个简单问题，他却有可能不知道该如何作答。这是怎么一回事？如果学校能一边教授新的科技成果，一边培养人际交往的能力，学生们肯定进步不小；但是为了灌输新知识，减少向学生传授人际交往的技巧，那就不对了。若只强调数量和规模，而缺乏个性化的教学，比如医学院光知道扩招，师生之间面对面的互动交流被闭路电视教学、录像和视频取而代之，学生会被教得个性全无。如此则难以想象，社会将变成什么样子。

关注的对象从个体转到群体，这一点在人际交往的其他领域表现得更加明显。回顾过去的几十年，这样的转变随处可见。从前，人们可以和敌人面对面，有公平的机会与一个看得见摸得着的敌人单打独斗；如今，不论士兵还是平民，都提防着大规模杀伤性武器的袭击，因为这种袭击让人们绝无幸存的机会。毁灭性的打击，在光天化日之下便会降临，像投在广岛的那颗原子弹一样，夺去成千上万人的生命；或者是毒气、化学武器，在无形中致人伤残，置人于死地。为谋求自身的权利、信念以及家人的安全和家族的荣誉，不仅个体的人，还有整个国家，无论男女老幼，都被卷入战乱，难逃死亡的命运。就这样，科学技术加深了人类对毁灭的恐惧，致使人们愈加恐惧死亡。

于是，人们不得不采取各种措施保护自己，这毫不奇怪。如果身体上的防御能力越来越弱，心理上的防御必然成倍增加，他不能否认死亡的存在，也无法一直认为能躲避死亡的厄运。如果我们无法拒绝死亡，也许该去剖析死亡的奥秘。我们在高速公路上飙车，而后在报上读到节假日期间交通事故的死亡数字时，会一边吓得发抖，一边又沾沾自喜："死的是别人，不是我，我活下来了。"

一些人组成的群体，小到街头帮派，大到一国民众，他们会以群体的身份表达对遭遇毁灭的恐惧，于是他们向别人发动进攻，摧毁对方。也许发动战争只是人们的一种需要，通过发动战争，人们可以见证死亡，征服和操纵死亡，从而使自己免于死亡——这难道是一种逃避我们身为凡人之死亡宿命的奇特方式？我曾经遇到过一个患上白血病的人，他说话时语气充满怀疑："我不可能死。这不会是上帝的安排，要知道，'二战'时，枪林弹雨，我被几英里外的子弹击中，是上帝让我活了下来。"

还有一位女士也表达过对"不公平死亡"的震惊和难以相信，她说有个年轻人"死得太冤了"，从越南归来休假，却在一场车祸中丧生。按她的说法，这年轻人既然能在战争中幸存，回家后就怎么都不会再被死亡找上。

深入研究国家领袖们对死亡的态度，也许能抓住实现和平的一丝机会。因为是战是和，他们才有决定权。如果每个人都能转动脑子，想象一下自己告别人世时的情景，对付萦绕在心头的种种焦虑，并且帮助其他人熟悉这种方式，死亡也许就不那么可怕了。

新闻媒体也能参与其中，帮助人们直面死亡，报道中要避免使用"解决犹太人问题"这一类模糊表达，而是写清楚，有男女老幼数百万人死于大屠杀；又或者是最近的一则时事新闻，提到清除一处机枪掩体，收复了越南战场的某一座山头，伤亡惨重，这一则描述的侧重点应该是人类的悲剧和交战双方的人员损失。类似的例子，在报纸、杂志等媒体上还能找到很多。

简言之，随着技术的进步、科学的发展，人类发展了新的技能，掌握了大规模杀伤性武器，由此也加深了对死亡的恐惧。这种死亡是暴力的、灾难性的。人们不得不在心理层面构筑起多重防御体系来对抗对死亡的恐惧，因为猜不出死神何时降临，也不知道该如何保护自己。在心理上，人们可以暂时忘却凡人皆有一死的规律，在潜意识里觉得自己不是个凡人，相信自己拥有不死之身，顺便还能预测邻居的死期；再加上新闻里说战场上死了多少人，高速公路交通事故死了多少人……凡此种种，更激发了我们的潜意识，坚信自己死不了，在脑袋瓜里暗自庆幸："死的是那家伙，不是我。"

如果死亡避不开、逃不掉，我们会尝试挑战死亡并征服死亡。如果我们能在高速路上飙车却没发生交通事故，能从越南战场上活着回家，我们肯定会觉得自己摆脱了死神的召唤。我方也有伤亡，但消灭了十倍于己的敌军——新闻天天这么讲。我们就爱听这些，要不然就是我们太天真，觉得自己全知全能、长生不老？如果举国上下、整个社会都陷入这样一种对死亡的恐惧，绝口不提"死"字，那么，某种防御体系就会启动，并导致灾难性的后果。战争、骚乱、数量越来越多的谋杀案和其他犯罪行为，也许都在说明，如今的人不愿意优雅坦然地面对死亡。我们应该回到过去，重温旧日时光，多一些理性，少几分恐惧，去想象自己与死亡不期而遇时的样子，学会面对这场无法避免的悲剧。

在这个日新月异的时代，宗教扮演了什么样的角色呢？过去的人大多笃信上帝，相信有来生，以此缓解他们在现实生活中的痛苦。人们相信，升入天堂就能得到回报，如果在人间受尽了苦，在重压之下还能展现出勇气、优雅、耐心和高贵，死后就有补偿。过去很多时候，人活着就是遭罪，比如孕妇分娩，就是一个漫长而痛苦的自然过程——婴儿呱呱坠地，受尽折磨的母亲还保持着清醒。但遭罪不是无缘无故的，未来一定会有补偿。如今，我们可以给产妇注射镇静剂，减缓分娩时的痛苦，甚至能通过引产决定分娩的时间，让那一天正好与某个亲戚的生日一致，或者避开某个重要的日子。由于使用了太多麻醉剂，很多产妇在孩子出生好几个小时后还没有苏醒，错过了第一时间感受孩子降生的喜悦的机会。说来也是，既然疼痛、瘙痒和其他不适都可以用药物缓解，人们为何还要傻乎乎地遭罪呢？"现世受苦，天堂得赏"的说法早就没人相信了，苦难失去了意义。

同样道理，越来越少的人相信死后还有来生，这本来是人们对凡人终有一死说法的否定。如果不能预知死后的生活，就得考虑死亡。如果在人间受苦受难，却不能去天堂得到回报，那受苦是为了什么呢？如果上教堂只是去聊聊天、跳跳舞，那教堂的作用是什么呢？修建教堂，是给予信徒们希望，让他们遭遇人间的悲苦时，仍然心怀期许，试着去理解尘世间令人难以接受的痛苦，并弄清其中的奥秘。

这听起来很矛盾，一方面，社会教我们对死亡持否定态度；另一方面，宗教失去了许多相信有来世、肉身不灭的信徒，这样一来又淡化了对死亡的否定。如果站在病人角度，这种立场的转换会让人无所适从。宗教的死亡观，即上文提过的"现世受苦，天堂得赏"，叫人心头怀着希望，日子过得充实，然而当下社会的死亡观则让人们丧失了希望，过一天算一天。这种生活方式增加了人们的焦虑感，更具有毁灭性、侵略性，人们会为了逃避现实、逃避自己的死亡宿命而大开杀戒。

展望未来，我们将迎来这样一个社会：越来越多的人依靠机器和电脑"维持生命"，机器代替了身体器官，电脑则随时查看是否有其他生理机能需要被电子设备替换。数据中心如雨后春笋般出现，汇总各项数据指标，病人呼吸一停止，指示灯就亮起，相应的设备自动停止运行。

　　还有一些中心也越来越受欢迎，在那里，死者的遗体被快速冷冻起来，放入一个特殊的冷库，等科技发达到某个阶段，再解冻遗体，让他起死回生，参与社会生活。但这样一来，社会难免人满为患，那么就得成立一些专门的机构，决定哪些人能被解冻，就像现在有些机构，决定哪些病人可以接受捐献的器官，哪些病人只能面对死亡命运。

　　这听上去很吓人，让人难以置信，但都是真事儿，而且已经发生了。在这个国家，没有法律阻止唯利是图者利用人们对死亡的恐惧赚钱，也无权干涉投机商们打广告，高价兜售将人体冷冻数年然后活过来的机会。这些公司已经开始运营，如果有人咨询这样的问题：当丈夫去世后，遗体被冷冻起来，那他的遗孀是否可以享受社保或者再嫁人，听到这番话，我们多半会嘲笑他，但这的确是严肃的问题，不容忽视，说明某些人为了逃避死亡，竟然到了一种荒唐的地步。时间紧迫，趁我们的社会还没有彻底僵化，还没有走向毁灭，行业不同、信仰不同的人们，是时候团结一心、寻求对策了。

回顾了过去，见识了我们的先辈如何坦然地面对死亡，也展望了想象中未来的恐怖画面，最后，让我们回到当下，严肃地自问：身为个体，我们能做些什么呢？显然，我们无法避免人口数量增长的趋势，我们生活在"集体"社会，而非"个体"社会。喜欢也好，不喜欢也罢，医学院的班级规模会越来越大，高速公路上的车辆也会越来越多。心脏病学和心脏外科手术的进展，让患者有了更多的生存机会。

我们无法回到过去，让孩子有机会在农场上过一种简单淳朴的生活，亲近自然，在自然的环境中体会生与死。甚至连神职人员也不能说服更多人重拾对死后生活的信仰，从某种意义上来说，通过否定生命之有限，会使死亡变得更有意义。

我们不能否认大规模杀伤性武器的存在，也不能用任何方式、在任何意义上重返过去。虽然科技会帮助我们移植更多的人体器官，有关生与死、捐献者与受捐献者权利义务方面的争议也会层出不穷，法律、道德、伦理和心理等议题将摆在这一代和下一代人面前，由他们来探讨生与死的意义，并由电脑来做出最后决定。

每个人都试着用自己的方式来推迟、回避问题，直到最后不得不面对，但只有当他意识到自己有朝一日也会死去，才愿意转变观念。这种思考无法集体完成，不能由计算机代劳，只能每个人独自进行。谁都找得出逃避的理由，但迟早要面对。如果人们从现在就开始思考死亡的命运，也许会让世界有所改变，并造福我们的病人、家庭和整个国家。

如果我们既为学生讲解科学技术的价值，又让他们了解什么叫人际关系，怎样才称得上是人性化的、全方位的医护手段，我们才会迎来真正的进步。如果科技没有被滥用，是用于造福人类而非毁灭人类，且不单纯为了延续病人的生命，而是为了让病人活得更有尊严，为人与人之间的交往营造更多更宽阔的空间，到那时候，我们才算是步入了一个伟大的时代。

最终，只要我们直面死亡，接受我们难逃一死的现实，就会达到内心的宁静，并实现国与国之间的和平。

医学、科技与人文关怀完美结合的例子，体现在下文这位 P 先生身上。

P 先生，51 岁，因迅速恶化的肌萎缩侧索硬化且累及延髓而入院治疗。离开呼吸机的话，他就无法呼吸，他有咳痰障碍，还染上了肺炎，做过气管切开手术的部位也出现感染。由于感染，他无法开口说话，只能一直卧床，听着呼吸机发出可怕的噪声。他无法告诉别人自己有什么需要、想法和感受。如果不是有位医生鼓起勇气，向我们求助，我们也许永远都不会来探访这个病人。我记得是个周五的晚上，医生找到我们，请求得到帮助，一开始不是为了病人，而是为了他自己。我们坐下来听他讲述，很快就感觉到，他向我们坦露了真心。病人入院时，被分配给了这位医生，显然，病人的痛苦让他也备感折磨。病人的年纪不算大，还患有脑神经失调，动用各种医护手段也只能稍微延长他短暂的生命。病人的妻子患有多发性硬化症，四肢瘫痪已有三年。病人希望自己在这次住院期间死去，因为他无法想象这样的情形：家里有两个瘫痪在床的人，彼此眼睁睁看着对方，却不能相互照顾。

这样的双重悲剧，让医生备感焦虑。他想方设法、"不惜一切代价"挽救病人的生命，但他也清楚，自己这样做有违患者的心愿。他一次次将病人从鬼门关拉回来，先是肺炎、术后感染，然后是心肌梗死，但病人的情况好起来了吗？没有。等病人从并发症中恢复过来，问题就来了——"现在怎么办？"他只能靠呼吸机，再加全天二十四小时看护，无法开口说话，连一根手指头也动不了，但他意识清晰，清楚自己的窘境，只是没办法做出回应。医生的做法招来了批评，虽然说得很含蓄，但他还是听出来了。他也感受到了病人对他的愤怒与失望。可他该怎么办呢？现在说这些为时已晚。身为一名医生，他已经尽了自己最大努力来延长病人的生命，任务完成得不错，但换来的却是病人的指责和怒火。

我们决定当着病人的面解决双方的矛盾，毕竟患者一方也是重要的当事人。我们说明来意，病人表现得饶有兴趣。尽管他无法开口，我们还是把他当作一个健全的人，没有将其排除在外，这显然让他很满意。我介绍了要讨论的话题，告诉他可以点头示意，或者不想继续讨论的话，就另外发信号。他的眼神胜过万语千言。他努力想多说几句，我们也努力配合，帮助他参与交流。医生卸掉了心头的压力后，轻松了不少，他想出个新法子，有那么一小会儿，他摘掉罩在病人口鼻处的呼吸机管子，让病人趁呼气的时候说上几句话。伴随访谈的进行，感情开始如潮水一般自由宣泄。病人表示自己并不怕死，却怕能活下来。他也理解医生的苦心，表示"既然你这么想救我，那我这条命，就靠你了"。说完，病人笑了，医生也笑了。

两人开始交谈后，紧张的气氛缓和了很多。我把医生的苦衷向病人复述了一遍，对方表示理解。我问他，现在该做些什么，才是对他最大的帮助。他说自己原本越来越感到恐慌，因为不能说话、写字或者用其他方式跟人交流。他感谢双方共同努力，争取来几分钟宝贵的交流时间，这让他在接下来的几个星期里，痛苦会减少很多。后来我跟这个病人再见面时，欣喜地发现他的情况大有好转，他甚至考虑出院，计划"要是能在西海岸弄到呼吸机，找到人护理的话"，就转去那边的医院。

从这个例子，我们看到了许多年轻医生所处的困境。他们学过如何延长人的生命，却没有接受过"生命"定义方面的培训或参与这方面的讨论。这位病人笑称自己已经"死到临头"了，他的悲惨处境在于，他的意识仍然清晰，明白自己的处境，却连一根手指头都动不了。呼吸管压着他，压痛了他，但他没办法告诉护士，虽然护士昼夜陪护在他身边，两人却从未交流过。我们常常想当然地认为遇到这种情况，"谁都没法子"，所以宁可紧盯着医疗设备，也不愿意看一眼病人脸上的表情，而后者透露出来的信息其实比高效的仪器更重要。病人觉得很痒，但身子动不了，手没法挠，连用嘴吹口气都不成，这时候，一种无力感慢慢侵蚀全身，内心的恐慌蔓延开来，逼得他"几乎快要疯掉"。自从有了这个时长五分钟的定期会面，病人终于平静下来，稍有不适，也能忍一忍了。

这样做也减轻了医生内心的焦灼，他慢慢没有了内疚感，也不再单纯只是怜悯，与患者建立起了一种良好的关系。一旦他发现敞开心扉的对话让人轻松又自在，就会去陪患者聊天，当初邀请我们在场，只是起到一种催化剂的作用，激发交谈的气氛。

我觉得这个例子很有代表性。有时医患关系变得紧张，有时医生不能或者不愿意跟病人讨论病情，若每次都把心理医生叫来帮忙，其实并不是个好法子。这位医生虽然年轻，却很有勇气，行事稳健，他承认自己有些事做不好，无法解决与患者的矛盾，所以向我们求助，这样做，比逃避问题、躲避患者好多了。我们的目标不是为每个临终的病人请来心理专家，而是希望让医院的医护人员接受培训，教他们如何处理这一类难题，找出解决方案。我相信，这位年轻的医生下次遇到类似情况时，内心将减少许多不安和焦灼。他会努力做好本职工作，延长病人的生命，但同时也会考虑病人的需求，与病人坦诚交流。要知道，病人也是人，只是因为身体某些机能出了状况，才感到绝望。如果我们见到无助的、饱受病痛折磨的病人，没有被吓跑，医患双方共同努力，就能让患者还能被利用的身体机能继续发挥作用。缺乏人性的处理方式，会让病人变成一株干枯的植物，而帮助病人有尊严地活下去，即是帮助他们更好地面对死亡。

· "死亡与临终"跨学科研讨课的由来 ·

1965 年秋，芝加哥神学院的四个学生联系上我，希望我帮他们开展一项自主研究。他们所在的班级要撰写一篇有关"人类生活危机"的论文。在学生们眼中，死亡就是人类要面临的最大危机，但要写论文，问题就来了：无法获得数据，如何展开研究？数据无法核实，如何设计试验？我们聊了一阵，达成共识：要研究死亡，最好的途径是去探访身患绝症的病人，请他们当老师。我们来观察他们，研究他们的反馈和需求，并对围观者的反应做出评估。有条件的话，近距离接触病人。

在接下来的一周，我们决定去拜访一位临终病人。我们约好了时间地点，计划不复杂，一目了然。鉴于学生们没有临床经验，过去也没有在医院跟临终病人打过交道，我猜他们的情绪会受到影响。所以我的设想是由我来主持访谈，他们站在病床旁观察，访谈结束后，一起回到我的办公室，讨论各自的感受和病人的反应。我们相信通过类似的访谈，能全面了解病人的心态和需求，说不定还能实现他们的一些心愿。

我们不会先入为主，也没有读过任何与该话题相关的论文和书，所以畅所欲言，观察到了什么，就记录下什么，包括病人的反应、我们的反应。我们事先没有查阅病人的资料，免得影响或者转移观察的视角。病人无论做出何种反应，都在意料当中，不过我们准备得很充分，会如实记下自己的感受，然后汇总现有的数据。类似的访谈如果多进行几次，那么重症患者有哪些需求，我们就会了解得更清楚，我们的观察力会变得更敏锐，并且，我们希望接触了不同年龄、不同背景的病人后，那些感觉恐惧的学生再也不会那么害怕了。

一开始，计划进行得很顺利，但才过了几天，问题就来了。

我咨询不同科室、不同病房的医生，问他们能否同意我去拜访住院的晚期患者。医生们的反应各不相同，有些向我投来惊讶的目光，有些赶紧转换话题，到头来，我连一个患者都没见到。有些医生出手"保护"自己的病人，说他们病得很重、身体虚弱、不善交流，还有一些干脆表示拒绝参加这个计划。平心而论，他们的做法符合情理，再加上我刚来这家医院工作，别人对我还不熟悉，不了解我的行事风格和工作类别。抛开我的个人因素，他们担心访谈会让病人遭受精神上的刺激，那些病情被蒙在鼓里的病人，万一知道了他们的病情有多么严重，后果会怎样？同样，这些医生也不清楚我之前在别的医院与临终病人打过怎样的交道。

之所以叙述这些，是想客观公正地展现医生们的反应。谈到死亡和临终时，他们表现出强烈的防御性，对自己的病人严加保护，生怕我这个陌生的同行掺和进来，让病人受到不必要的刺激。突然之间，偌大的医院里，生命垂危的病人都消失了。我拨打病房的电话，甚至亲自跑到病房，都没有奏效。有医生出于礼貌，表示会考虑一下；也有说不愿意让病人受到这样的拷问，怕他们精神崩溃。一位护士完全不相信我的话，她气冲冲地问我："告诉一个二十岁的年轻人，说他只能活两三个星期了，你是不是很享受！"我还没来得及向她详细介绍访谈计划，她就扭头走了。

我们终于找到了一个病人，他张开双臂欢迎我，邀请我坐下，看上去迫不及待想要开始聊天。我没料到他马上就想开口，告诉他别着急，第二天我会带着学生们一块来。那时的我反应真迟钝，病人主动开口交流，是天大的荣幸，要心存感激。我当时想的是，能找到一个病人不容易，必须跟学生们分享，却没有意识到对招呼我"请现在就坐下"的病人来说，明天就太迟了。第二天，我们再一次见到这个病人，他缩在被子底下，虚弱得说不出话。他努力想抬起胳膊，轻声说了句"谢谢你想着——"不到一小时，他就去世了，想跟我们一起分享的、我们渴望知道的心事，都被他带走了。这是我们汲取的第一个教训，也是最惨痛的一次教训，但我们的研讨就此拉开了序幕，以试验的形式开始，并最终成为很多人难忘的经历。

　　这次失败的会面后，学生们来到我的办公室，大家都觉得有必要谈谈各自的体会，交流一下看法，以便更好地理解病人。这个流程延续至今，操作步骤没有多大变化。我们每周跟一位重症病人见面，征得病人同意后，用磁带录下访谈内容，至于谈多长时间，则由病人决定。我们将访谈地点从病房搬到一间小会客室，我和病人面对面交谈，我们看不见观众，但观众看得见、听得见。从最初的四个神学院学生，到今天的五十人规模，队伍不得不转移到安装有单面可视玻璃的大房间。

　　一旦听说有哪位病人愿意参加研讨，我们会单独去拜访他，或者带上一个学生和咨询医生，有时也邀请驻院牧师前往。简单介绍一番后，我们会说明来意，敲定访谈的时间。我告诉每一位病人，自己要带来一个跨学科的医疗团队，希望从病人那儿学到东西，尤其是想了解晚期重症病人的情况，随后，我们静静地等病人开口或者用身体哪个部位示意。只有病人发出邀请，访谈才会进行，比如下面这段对话：

> 医生：您好，X 先生，我是 R 医生，这位是 N 牧师。您愿意跟我们聊会儿天吗？
>
> 病人：行，谈什么都可以，请坐吧。
>
> 医生：我们到这儿来，有个特殊的请求，N 牧师，还有我，正跟本院几位同行一起工作，想了解一下晚期重症病人的情况，不知道您是否愿意回答我们几个问题？
>
> 病人：问吧，我看能回答不。
>
> 医生：您的病情严重吗？
>
> 病人：我身上的癌细胞已经扩散了……
>
> （另一位病人的回答说不定是："难道你真想陪一个快死了的老太婆聊天吗？瞧瞧你，年纪轻轻，活蹦乱跳的！"）

也有一些病人没搞懂我们的来意，他们先是抱怨自己得了病，身体不舒服，然后开始咒骂，恨不得让每个人都像他们一样痛苦，这时，我们会提醒病人，说我们就是希望别人也能听到这些，问他们是否愿意稍后再重复一遍。

征得了病人同意，医生也批准了，我们做好了准备工作，医生亲自将病人送到会客室。少数病人还能行走，大多数坐轮椅，还有个别人得用担架抬。如果要输液、输血，也一并送去房间。病人家属没有在场，访谈结束后，偶尔也会采访一下他们。

访谈始终坚持一个原则：在场的人对病人的身份、病情等信息毫不知情。在前往会客室的途中，我们再次向病人告知访谈的目的，并且重申不论何时、何种原因，病人都有权中止谈话。我们还会提到，会客室墙上安装有一扇单面可视玻璃，站在玻璃背后，观众可以看见交谈双方，听见我们的谈话内容，同时又保持私密性，免得病人在访谈开始前担惊受怕。

踏进会客室后，对话便轻松愉快地展开，一开始聊聊大致情况，然后聊起个人关心的话题，所有的内容都被记录下来，其中有一部分写进了这本书。

访谈结束后，病人被送回病房，我们再开始进行研讨课。我们从来不会让病人在医院走廊上等候。采访者回到教室，与听众碰头，再一起讨论。我们下意识的反应，都毫不掩饰地呈现在众人眼前，不管这些反应是恰当的还是不合理的。我们讨论各自在理智与情感上的不同反应，也探讨病人如何面对不同的采访者，回答不同的问题，并尝试从精神分析学的角度，理解病人言谈举止中所传达的信息。在研究病人身上优缺点的同时，我们也审视在自己与病人交流时，表现得好还是不好，最后得出结论，提出建议，希望借此帮助病人安心地度过生命的最后时光。

没有病人在访谈进行中去世，访谈结束后，有的病人只活了十二个小时，有的活了几个月。我们最近访谈过的病人，仍然活着。也有很多重症患者的病情有所好转，可以回家休养。他们中有些人病情没有复发，恢复得相当好。之所以强调这一点，是想说明我们虽然与病人们讨论临终的话题，他们的生存时间却超过了传统意义上"临终"一词的含义。我们跟很多病人讨论过这个议题，因为患了绝症，难逃一死，但我们随时都能提供帮助，无论是诊断结果刚出时，还是病人弥留之际。

讨论有很多用途，这是我们在一次次讨论中总结出来的。最有用的一点是让学生懂得，有必要把死亡看作一种真实存在的可能性，这么做不单是为了别人，也是为了自己。实践证明，死亡这件事聊得太多，人就麻木了，只是过程有点儿漫长，令人痛苦。有几个初次参与项目的学生，访谈还没有结束，人就跑了。有些坚持听完研讨课，却不能在讨论时发表自己的意见。还有一些把自己的愤怒发泄到其他参与者或者采访者身上，偶尔还朝病人发火。最后还有一种情形偶尔发生，聊到死亡，接受采访的病人镇定而从容，学生却相当不自在，后来讨论时我们才得知，学生觉得病人表现得很不真实，只是在装样子，因为在学生眼中，面对人生最大的危机时，谁都无法继续保持有尊严的样子。

其他一些参与讨论的学生渐渐开始赞同病人的看法，他们年龄相仿，所以讨论的这些话题，在未来的日子也会给他们带来困扰。小组成员熟络后，发言时也少了很多禁忌，这样一来，讨论本身变成了一种为所有参与者准备的集体心理治疗。大家聊得很坦诚，有相互支持，也有彼此交锋，偶尔还会冒出一些痛苦的发现和见解。也许连病人都没有注意过，参与项目的学生有这么多，情况各不相同，看得出来，这种交流方式给每个人都带来了心灵的撞击，产生了深远的影响。

研讨课进行两年后，成为医学院和神学院都开设的课程，来听课的包括访问医生、护士、护士助理、护工、社工、牧师、呼吸治疗师和职业治疗师，但本院的医护人员却很少来。一些医学和神学专业的学生可以凭这门课修学分，条件是同时选一门理论课，由我和驻院牧师轮流授课，教授哲学、道德、伦理和宗教学。

所有的访谈都用磁带录了下来，学生和老师可以随时收听。每一季度的课程快要结束时，学生需要自拟题目，撰写一篇论文，日后收入出版的论文集。论文内容围绕死亡和临终主题展开，包括个人对死亡的理解、人类对死亡的恐惧，以及高深的哲学、宗教学和社会学等方面的探讨。

出于保密的需要，所有参与项目的人都被记入清单，在转录的磁带上，受访者的姓名和身份信息都被抹去了。

从一个由四个学生拼凑的小团体开始，不到两年，研讨课的规模壮大到最多时有五十个人，成员大都来自救助行业。从最初平均每周要花十个小时来说服医生允许病人参加访谈，到现在不需要花多大力气就能找到合适的对象。医生、护士和社工都给我们推荐人选，而且最鼓舞人心的是，参加过访谈的病人又把他们的经历分享给其他重症患者，后者也跃跃欲试，有时是为了帮我们的忙，有时是想找人倾听他们的心声。

· **以临终者为师** ·

直言不讳，还是避而不谈，这是个问题。

跟医生、驻院牧师和护士交谈时，印象最深的是他们很担心病人能不能接受"实情"。我们通常会问："什么实情？"如果病人被诊断出患上了恶性肿瘤，我们简直不敢直视他们的眼睛。有些医生怕病人情绪失控，只好隐瞒病情，把诊断结果偷偷告诉患者家属。有些医生观察力强，能察觉到病人有什么需求，可以巧妙地让病人意识到病情的严重性，同时又留给他一丝生存的希望。

在我看来，是直言不讳，还是避而不谈，这个问题的两个选项并不冲突。相比"我们该不该告诉……"，真正该考虑的问题是："我该怎么把病情告诉病人？"对此，我将在下文进一步阐述。病人突然意识到自己将不久于人世时，会有各种表现，我会粗略地进行分类。正如我们之前说过的，人们不会心甘情愿地正视自己的生命走向终点，充其量只会对这个可能性投去漫不经心的一瞥。而等到正视的时候，往往已经病入膏肓。病人只有得知自己身患癌症的事实，才意识到原来自己终究难逃一死。

常常听到这样的说法，癌症是绝症，两者是同义词。这个说法基本正确，不过，患病既是祸，也可能是福，就看在这种关键时刻，病人和家属如何应对，如何共渡难关。虽然有越来越多的患者被治愈，或者病情得到缓解，但对大多数人来说，癌症仍然是绝症。我觉得大家应该养成习惯，在亲身面对死亡之前，时不时地思考一下这个问题，要不然，一旦家中有人被诊断出患上癌症，我们就会觉得生活真是残忍，它敲响警钟提醒我们：人生就快走到尽头了。从好的方面看，生了病，才有时间考虑生死的问题，不管是即将离开人世，还是尚能延续一些时日。

如果医生能直言不讳地告诉病人他患上了恶性肿瘤，但并不说清楚他已时日无多，这算是帮了病人一个大忙。同时，他应该为病人留一扇希望之门，比如开一些新药，采用新的疗法，告诉病人新的医学技术和研究成果。最关键的是，他要和病人交流，告诉病人他虽然患了病，却并没有失去一切。医生不会因为这个诊断结果就放弃对病人的治疗，这会是一场战役，病人、家属、医生，每个人都齐心协力，不论最后的战果如何。病人不再感到孤独、被人欺骗和受到排斥。他相信医生诚实可信，接下来的治疗，大家会齐心协力共同完成。同样的交流方式也会让病人家属重获信心，以往遇到类似情况时，他们总觉得有心无力，现在，医生的话语和姿态消除了他们的疑虑。得知医生会尽一切努力，就算不能延长病人的生命，至少可以减轻他的痛苦，家属们深受鼓舞。

如果病人发现乳房有肿块，医生会体贴地告诉她这也许是恶性肿瘤，建议她做一个活体组织切片检查，查清楚肿瘤的类型。医生还会提前告诉患者，要是发现癌细胞，可能还需要做更多大手术。病人有充足的时间做好心理准备，一旦确诊，手术治疗是躲不过的。当病人从术后醒过来时，医生说："很抱歉，恐怕还要做更大的手术。"倘若病人回答："谢天谢地，是良性的。"医生只需要简单说一句："但愿如此吧。"然后陪她安静地坐一会儿，而不是掉头就跑。这样一来，病人可以一连好几天假装什么都不知道。如果在对话过程中，病人明显表现得准备不足，医生还要强迫她接受事实的话，对她来说就太残忍了。其实，医生告诉了实情，反而能增加患者对医生的信任感，等过了一段时间，患者能够坚强地面对自己病情可能导致的结果时，会再去找医生寻求帮助。

另一个病人也许会说："噢，医生，太可怕了，我还能活多久？"那么医生可以告诉她，最近几年来，类似患者的存活比例越来越高，生存时间越来越长，告诉她多做几次额外的手术，也许能取得很好的疗效。医生也可以坦率地告诉患者，没有人能准确预测她还能活多久。我觉得无论针对什么样的病人，不管他的内心有多么坚强，具体告诉他还能活几个月，甚至几年，都是最糟糕的事儿。既然这样的信息往往都是错的，而且凡事总有例外，我看就不必考虑告知具体日期了。只有少数情况需要灵活处理，比如有位病人是一家之主，他想弄清楚自己的寿命还剩几天，好提前料理后事。我觉得即使遇到这一类情况，一位脑子灵活、善解人意的医生，可以告诉病人最好趁他有空闲、有精力，把家务事处理一下，免得拖太久。这样，病人应该听得懂医生的言外之意，同时又心存希望。每个病人，包括那些口口声声说自己不怕死的病人，都应该怀着希望。我们在访谈中发现，所有的病人都留有一扇希望的大门，相信自己有机会幸存，没有谁始终坚持根本不想活下去了。

在询问病人是如何得知病情时，我们发现，所有人或多或少都知道自己身患绝症，有些是被明确告知的，有些是间接得知的，不管怎样，病人最希望的还是医生能用适当的方式告诉他们病情。

什么才算适当的方式呢？医生怎么知道哪些病人想听实话、哪些爱听详细的医学解释，又有哪些希望永远避开这个话题呢？我们对病人的了解还远远不够，该如何帮他们做决定呢？

答案取决于两个要素：我们自己面对绝症与死亡的态度和能力。如果这是人生的大问题，如果我们将死亡视作恐怖的、可恶的、禁忌的话题，那么在面对病人时，就根本无法镇定自若，帮他们渡过难关。我故意用了"死亡"二字，尽管在实际情况中，我们只需要回答是"恶性"还是"良性"。恶性就意味着死亡的临近，而且是最有毁灭性的一种，会激起各种情感的爆发。如果连医生都不能从容面对死亡，又怎么能向患者施以援手呢？于是我们只有祈祷病人不要开口问这个可怕的问题。我们兜圈子，聊些鸡毛蒜皮的小事，谈谈天气好不好，病人于是心领神会，把这个不着边的游戏继续玩下去，直聊到来年春天，哪怕他清楚自己活不到下一个春天了。后来我们问到这件事，医生说他们的病人并不想知道真相，因为病人从不询问病情，相信一切都在往好的方面发展。医生也得到了解脱，只要没人问，他就浑身轻松，却没有觉察到，正是医生自己的态度，才导致病人产生了如此反应。

有些医生一想到要谈论病情，就紧张得不得了，但他们不会刻意隐瞒，而是给牧师或者神父打电话，请他们跟病人聊。把棘手的事儿交给别人完成，觉得总比完全逃避要好，至少自己如释重负。不过他们有时显得太过焦虑，明令禁止同事和驻院牧师将实情透露给病人，医生语气越严厉，就证明他越焦虑，即便他矢口否认。

还有一些医生处理这类问题时显得比较轻松，这是因为他们的病人极少有不愿意谈论病情的。访谈过很多病人后，我发现医生如果能正视死亡，其主治的病人就也是如此。而能够用正常的心态讨论绝症的医生，他们的病人往往能正视病情。医生逃避，病人也学着逃避，双方比例相当。不过，这只是问题的一方面。

我们发现，不同的病人在面对相同的信息时，反应也不一样。这取决于他们的性格、生活方式和生活态度。那些防备心理重、凡事都持否定态度的人，会竭力否认病情；而平时就顶得住压力、心态沉稳的人，得了病也能用同样的心态对待。所以，熟悉新来的患者、了解他们性格中的优缺点，将有助于治疗。比如下面这个例子：

A夫人，三十岁，白人女性。住院期间，她邀请我们来医院探望。我们眼中的她个子不高，有些肥胖，还装出一副开心的样子。她笑嘻嘻地告诉我们自己得了"良性淋巴瘤"，因为这个病，她不得不接受一系列的治疗，包括钴疗法和氮芥疗法。医院里，人人都清楚这种疗法是针对恶性肿瘤患者的。她很熟悉病情，还说读过一些相关的书。说着说着，她的眼泪夺眶而出，悲伤地述说起来：当初她在家里，家庭医生拿到活检报告后，告诉她患上了"良性淋巴瘤"。"良性淋巴瘤？"我重复了一遍，语气中流露出一丝怀疑，但还是安静地坐着，等她继续讲故事。她问："求求你，医生，请告诉我究竟是良性的，还是恶性的？"还没等我回答，她又开始讲另外一件事，讲她为了怀上孩子做过的各种尝试。九年来，她一直想怀一个孩子，该做的检查都做了，到最后寄希望于领养机构，但她的请求遭到了拒绝，理由一开始是她结婚时间太短，才两年半，后来是说她情绪不稳定。怀不上，也领养不到，这让她难以接受。如今她住在医院里，迫不得已在同意化疗的文件上签字，文件里白纸黑字写明该治疗会导致不孕不育，至此，她彻底失去了生儿育女的希望。虽然签了字，开始准备做化疗，但她仍然难以接受这个事实，尽管她的腹部已经被打了记号，第二天一早就要接受第一次化疗了。

跟她聊了一阵，我发现她还没有接受自己患上恶性肿瘤的事实。她问我肿瘤是否是恶性的，却又不愿听到答案，她还告诉我，尽管同意接受化疗，却仍想不通为什么老天剥夺了她做一个母亲的权利。她滔滔不绝地说着，谈自己没有实现的种种愿望，一边说一边看着我，眼神里满是疑惑。我告诉她，让她难过的并不是怀不上孩子，而是无法面对自己的疾病。我说我能理解你现在的心情，两种情况都够糟糕的，但也不是完全没有希望。临走时，我答应说，等第二天她做完化疗，再来看她。

在第一次去接受化疗的路上，她确认自己患了恶性肿瘤，但希望化疗能起作用。接下来，我们又见过几次面，不是访谈，而是朋友间闲聊，她一会儿聊到孩子，一会儿聊到自己的病，眼泪越来越多，遮住了之前伪装出来的笑脸，她想找一个"神奇按钮"，按下按钮，就能摆脱所有的恐惧，让她患病的部位不再成为心理负担。听说病房里要住进新病友，她很紧张，"紧张得要死"，生怕会等来一个病入膏肓的患者。好在负责她病房的护士通情达理，听我们告知病人的顾虑后，为她安排了一个性格开朗的年轻病友，这让她松了一口气。护士还鼓励她，想哭的时候就哭出来，别老是装出一脸微笑，她感到很欣慰。现在，遇到合适的人，她就聊病情，遇到不乐意聊病情的人，她就聊一聊孩子，医护人员们明显感觉到了她情绪上的积极变化，都惊讶不已。

几次访谈下来，成果颇丰，但有一天，病人突然问我是否有孩子，我说有，她马上表示自己累了，要求结束访谈。随后的几次探望，她总是对医护人员、心理医生和其他人怒气冲天、骂骂咧咧，后来她向我承认，她是在嫉妒身体健康的年轻人，尤其是看我不顺眼，因为我似乎顺顺利利，拥有美满的人生。当她意识到自己虽然是个令人伤脑筋的患者，却没有遭人嫌弃时，渐渐明白了自己为何无法平息胸中的怒火，继而把上帝当成了发泄的对象，因为是上帝的安排，才弄得她一事无成，年纪轻轻就要踏上不归路。驻院牧师并没有惩罚她对上帝的不敬，而是同情她，用与我相同的方式跟她交流，直到她怒气全消，转入抑郁阶段。但愿她能接受自己最终的命运。

直到现在，一想到病情，这个病人的情绪就摇摆不定。对一些人来说，她是个生不了小孩的痛苦女人，而面对驻院牧师和我，她爱聊短暂人生的意义，以及她继续活下去的愿望，对病人来说，有这样的想法很正常。就在我写下这些文字的时候，她说自己最怕的是丈夫会另外娶一个能生孩子的女人，但她马上笑着说："他是个好人，就是没波斯王子帅。"她仍然无法控制对别人的嫉妒，其实，她不需要一直对死亡持否定态度，或者将其转移到另一件更容易接受的不幸事情上，只有这样，她才能更好地直面病情。

关于"直言不讳，还是避而不谈？"的问题，另一个例子发生在 D 先生身上。没人清楚他是否知道自己的病情，医护人员说他肯定不知情，因为他从不让别人靠近，也没问过。他那副凶巴巴的模样，谁见了都望而生畏，护士们私底下打赌，说他绝不会接受我的邀请参与访谈。我做好了被拒绝的心理准备，有些犹豫地走到他跟前，问他："您病得怎么样？""满身都是癌啊……"他回答道。他遇到的问题是，此前从未有人直接向他发问。旁人见他满脸阴沉，就以为无法推开他那扇紧闭的心门。事实上，是不必要的焦虑阻碍了医生和患者之间的交流，等推开门，医生们才发现，病人是如此渴望与人分享自己的心事。

如果将恶性肿瘤等同于不治之症，就会导致这样的论调："顶什么用呀？已经无力回天了。"那么对于病人和他身边的人来说，剩下的日子将度日如年，病人会感到孤单、无助，认为医生也失去了治疗的兴趣，自己仿佛身处一个孤岛。他的病情会迅速恶化，情绪低落，除非有人给他一线希望，否则他难以走出困境。

病人的家属也会受到这种情绪的感染，跟病人一样悲伤、沮丧、陷入绝望，这对病人的健康完全没有好处。在最后的短暂时光里，病人没有丰富自己的生命体验，意志消沉，虚度光阴，而不是如前文所述那样配合医生做出反应，获得丰富的人生经历。

我得强调一下，医生向患者通报病情，患者肯定会有心理波动，但这只是部分原因，如何有策略地告诉病人坏消息，也是一个重要因素，后者常常被忽视，所以我建议在教学生和指导年轻医生时，应该对这一点予以重视。

简言之，我认为问题不是"该告诉病人吗？"，而是重新措辞，变成"该如何告诉病人这个情况？"。医生应该首先审视一下自己对恶性肿瘤和死亡的态度，这样才可以在谈论这个严肃而重大的问题时，不过度焦虑。他要揣摩病人的言外之意，判断他的意图，引导他面对现实。毕竟，身边越多人知道恶性肿瘤的诊断结果，病人就会越早察觉出自己的真实病情，因为很少有人演技高超，能长时间装出一副令人信服的喜悦表情。大多数病人迟早会知道实情，他们发现，周围的人关注的东西有所变化，态度变得跟往常不太一样了，说话时刻意压低嗓门，例行巡诊能免则免；家人满脸泪痕，或者脸上挂着不自然的笑容，很容易一眼就被病人识破。如果医生和家属隐瞒病情，病人会佯装不知情，但要是谁愿意谈这件事，他们也会表示欢迎，只是只要他们有需要，就要允许他们中断谈话，躲进自己的小天地里。

对自己的真实的病情，不管是有人明确告知，还是自己瞎猜，病人迟早会察觉到，他会对医生失去信心，因为医生要么对他撒了谎，要么没有帮助他直视严重的病情，搞得他手忙脚乱，来不及把家事安排得妥妥当当。

无论对哪一类病人，如何把痛苦的消息告诉他们都是一门艺术，说得越简单明了，病人越容易回过神来，哪怕他当时没有"听进去"。另外，如果不是在人来人往的医院走廊，而是在没人的小房间里告诉病人这个消息，他们会更愿意接受。

对于病人而言，他们更看重别人对待他的同理心，这比告知他们一个诊断的结果更重要。我们对病人能够将心比心，会令病人安心，让他们知道大家会尽最大努力，采取一切措施。他们不会被"抛弃"，有诊疗办法，有治疗希望，哪怕是晚期病例。如果能用这种方式通知诊断结果，病人会继续保持对医生的信任，合理安排时间，调整心态，由此便能更好地应付人生遭遇的新问题。

接下来的内容，我将总结我们从临终病人身上学到的绝症发生时的应对机制。

第三章

第一阶段：否认与自我封闭
——"不，不可能是我！"

———————

人对他自己建筑起堤防来。

——泰戈尔《飞鸟集》第七十九首

我们访谈过的两百多个临终病人中，大多数人听说自己身患绝症时，第一反应都是："不会的，怎么会是我，这不可能。"无论病人从一开始就被告知了病情，还是起初被蒙在鼓里，随后通过察言观色猜到了结果，最初的反应都是不相信。按一位患者的说法，这个过程像一个"代价昂贵的漫长仪式"。她坚信自己的 X 光片和别人"弄混了"，病理报告不可能出来得这么快，肯定是别人的报告错填了她的名字。当所有的假设被一一否定，她要求马上出院，去另一家医院就诊，徒劳地希望从其他医生那里"为麻烦事儿找个更好的解释"。这个病人像"逛店购物"一样寻访名医，有些医生给了她安心的答案，有些则证实了先前的诊断结果。不管结果如何，她的反应都一样，仍然不停地重新做检查。尽管意识到最初的诊断也许是准确的，她还是寻求进一步的诊断，希望找到误诊的证据。与此同时，她与一位医生始终保持着联系，用她的话来说，希望"随时"能得到帮助。

如果有人对患者还不够了解，过早地贸然告诉他病情，在病人还没有做好心理准备时，就一纸诊断书拍在他面前，"一了百了"地完成了告知的任务，随之而来的，肯定是病人怀着焦虑的心情否认诊断结果。几乎所有病人都或多或少否认过自己的病，不论是患病之初，还是随后令人痛苦的接受阶段。是谁说过"死亡和烈日一样，令人无法直视"？有时候，病人偶尔会设想自己死去的情景，但很快，出于求生的需要，他们会把这个念头抛在脑后。

之所以强调这一点，是因为这是一种健康的方式，毕竟病人会在不适和痛苦中挣扎很长一段时间。突如其来的消息令人震惊，否认机制犹如一个缓冲器，让病人有时间面对现实，并随着时间流逝，激发出稳健的心理防御机制。当然，这并不意味着病人会主动地、心情舒畅地、轻松愉快地与别人谈论即将来临的死亡。这样的交谈，应在病人方便的时候进行，且必须是病人本人（而不是听众）已做好了直面死亡的准备。要是病人无法正视现实，仍持否定态度，谈话就不得不中止，什么时候继续要视情况而定。常常有人批评我们贸然与重症患者谈论死亡，因为医生认为他们并非无药可救，这是医生职责所在，这样做理所当然，但我倾向于跟那些尚未病入膏肓的患者谈论死亡，特别是当病人本人也有此意愿时。对于一个比较健康、比较强壮的人而言，按照我们访谈过的一个患者的说法，如果死神尚在"千里之外"，还没有"站在门口"，就犯不着惊慌失措，而要态度更积极、信心更坚定地面对它。病人健康状况尚好，病情相对稳定时，家人与他讨论这个话题更容易些；这时，一家之主的精神头还比较足，还能妥善安排子女和其他家庭成员的后路，让他们获得经济保障。所以，推迟这样的交谈并非为病人着想，而是自我防御心理在作怪。

否认病情往往是暂时的防御性反应，病人很快就会变得半信半疑。即使病人抱着否认的态度不放，一直顽抗到最后一刻，心头的痛苦也并不会加剧，当然这种情况很少见。在我们访谈过的两百多个晚期病人中，只有三个到了弥留之际仍然否认现实。其中两位女性患者曾经三言两语地提到过死亡，说它是"一件麻烦事，最好在睡梦中降临"，或者"我希望毫无痛苦地离开"。说完这些话，她们又恢复了否认病情的状态。

第三位病人也是女性，中年、未婚，得知病情后大部分时间都在忙着否认。她患上溃疡性乳腺癌，却一直拒绝治疗，直到临终前才稍微让步。她是虔诚的基督徒，矢志不渝。尽管她否认病情，身体的某个部位却不得不接受患病的现实，所以到后来她还是同意入院接受治疗。动手术之前，我去见了她一面，她说手术就好比"切除伤口的一部分，好恢复得更快些"，还明确表示她只是想了解住院诊疗的细节，"跟她的伤口没关系"。多次接触后，我发现她害怕与医护人员交流，担心那些人会谈及她发展到晚期的癌症病情，摧毁她好不容易搭起来的否定壁垒。她的身体越来越虚弱，妆容也越来越怪异，起初，她只是偶尔抹抹口红、腮红，后来色彩变得更明亮、更鲜艳，把一张脸抹得像个小丑。死神步步逼近，她的着装也越来越花哨。在最后的日子里，她不照镜子，但坚持浓妆艳抹，像是要去参加化装舞会，试图掩盖一天天增添的忧愁和憔悴的面容。我们问她是否需要帮助，她说："明天再来吧。"她没有说"别管我"或者"别烦我"，而是残留一丝希望，要是第二天她卸下心头的防御工事，还能接受别人的帮助。临终前，她说："我猜，我熬不过去了。"不到一个小时，她就离开了人世。

大部分绝症病人不会固执到这种程度，他们可能会简单谈谈自己的处境，然后突然表示无法再面对现实了。我们怎样才能听懂病人的画外音呢？他会对自己的生活侃侃而谈，或者聊一些关于死亡和来世的幻想（这本身也是对现实的一种否定），聊了几分钟后，话题转到别的方面，内容与刚才完全不搭界。此刻听病人讲话的口气，似乎只是一个普通病人，而不是生命垂危的绝症晚期患者。就在这时，我们根据一点蛛丝马迹，判断出病人正把目光投向生活中光明的、积极的一面，于是我们任由他展开想象，沉浸在快乐中，哪怕不切实际也无所谓（我们遇到过几个病人，他们的想象力简直天马行空，而出乎我们意料的是，这些白日梦居然到后来都变成了现实）。我想说的是，每一位患者都会在某个时刻对病情持否定态度，特别是在刚得知病情的那段时间，随后，情况会慢慢好转。在等待死神的过程中，否定情绪时来时去，敏感而专注的听众能察觉到这种情绪，容忍病人在心理上保持防御，只是不要让自己的心情也受到影响。到了晚些时候，病人会用自我封闭的方式来加固心理防线，此时，他会谈论自己的健康状况和病情，谈论死亡和永生。将死亡和永生相提并论，似乎它们是一对分不开的孪生兄弟，纵然面对死亡，他们内心依然存着希望。

概括地说，病人起初像是遭遇了当头一棒，脑子里一片空白，等他慢慢恢复过来，麻木呆滞的感觉消退后，他会回过神来，重申："不，不可能是我。"在潜意识里，每个人都觉得自己能长生不老，要承认有朝一日死神会登门索命，简直难以想象。患者什么时候才会接受现实，解除心理防线，很大程度上取决于他是如何得知病情的，取决于他要花多长时间来慢慢消化逃避不掉的现实，以及他过去是如何缓解生活中的压力的。

同时，我们还发现，为数不少的病人面对医护人员时，一直对病情持否定态度，这类病人往往出于自身的原因，以这种方式应对病情。

他们擅长从家属和医护人员中寻找合适的人选，来讨论病情和死亡；而在那些拒绝接受死亡宿命的人们面前，他们又表现得一切顺顺利利。这或许可以解释，为什么在讨论是否应该告诉病人真实病情时，意见往往会有分歧。

接下来这个小例子与K太太有关，她很长一段时间里都拒绝承认自己得了绝症，本例讲述了她从入院到去世的几个月间，我们是如何帮助和照料她的。

K太太，28岁，白人女性，天主教徒，两个孩子还没上学。她因患肝癌晚期入院治疗，为了维持生命，必须严格控制饮食，每天接受身体检查。

我们得知她在入院前两天曾经去过一家诊所，在那里得知了自己已经没有康复的希望。她的家人告诉我们，当时她整个人都"崩溃了"，直到有位邻居安慰她，说希望总是有的，并且建议她去某个灵验的礼拜堂，很多病人去了那儿，都治好了病。病人去征询牧师的意见，牧师并不建议她这么做，说信仰治疗法对她没有用。

星期六那天，也就是去诊所的第二天，她还是去了一趟礼拜堂。她形容自己当时"感觉棒极了"。星期天，公婆发现她神情恍惚，丈夫出门上班的时候，两个年幼的孩子被扔在家里，饿着肚子，没人照看。

丈夫和婆婆立刻把她送到了医院，医生还没来得及跟他们交谈，两人就走了。

病人要求和驻院牧师见面，说是要"告诉他一个好消息"，等牧师走进病房，她激动地欢迎他的到来："噢，神父，这事太神奇了。我的病好了。我要去给医生看看，是上帝治好了我的病。我现在感觉很好。"她还表示很遗憾，因为"就连礼拜堂都没弄明白上帝是怎么治病的"，这是反驳之前牧师对她说的话。

这位患者让医生很伤脑筋，因为她完全不觉得自己得了病，也不严格按照食谱进食，有时候吃得很撑，吃了就犯困；有时又规规矩矩，适可而止。鉴于此，医生觉得有必要给她做一次心理咨询。

我们见到她时，她高兴过了头，笑声不断，一再告诉我们她已经痊愈了。她跑去各个病房串门，跟病人和医护人员聊天，还打算给她很信任的一位医生筹钱买礼物。这似乎表明她对自己的状况有一些了解。要看护她可不容易，因为她不按食谱吃饭，不照处方用药，而且"表现得不像一个病人"。她对自己健康状况良好深信不疑，而且希望得到别人的证实。

我跟她的丈夫聊过，丈夫是个实在人，情感迟钝。他坚信与其让妻子住院忍受煎熬，花掉高昂的医疗费，还不如让她待在家，开心地陪着孩子们，度过最后的时光。他理解不了妻子的心境，言谈中看不

54

出他对妻子的感情。听他描述，家庭环境也不会安定，丈夫要上夜班，孩子们周一到周五得在外面过夜。听完他这番话，站在他的立场，我们才弄明白，幸亏他置身事外，才能应付里里外外的家事。我们没办法告诉他他的妻子心里想要什么，也不指望他能说服妻子正视病情、积极配合治疗。在访谈结束告辞时，他像是完成了一个迫不得已的任务。看来，要改变他的态度是不可能的了。

我们定期去看 K 太太，她喜欢跟我们聊天。我们和她拉拉家常，顺便问她有什么需要帮忙的。短短几周，她变得越来越虚弱，到最后几乎不再开口，只是握着我的手，然后沉沉睡去。再后来，她的脑子也糊涂了，神志不清，开始产生错觉，说自己躺在一间漂亮的卧室里，四周摆满了丈夫送来的鲜花，花香四溢。等她稍微清醒点儿的时候，我们试着陪她动手做一些小玩意儿，希望能帮她打发时间。去世前几周，她独自待在自己的病房里，紧闭房门。很少有医护人员进去看她，因为他们也帮不了什么忙，借口是"她已经糊涂了"，或者"她脑子发昏，我也没话说了"。

她把自己封闭起来，越来越孤独，人们经常见她拿起电话听筒，"想听到一点儿声音"。

她开始吃不含蛋白质的食物，肚子老是吃不饱，体重也下降了许多。有时她坐在病床上，手里拿着一小包糖果，喃喃自语道："吃一块就会要我的命吧。"我坐在她身边，她握住我的手说："你的手真暖和，希望我身子越来越冷的时候，你能陪在我身边。"她笑得意味深长。我和她都明白，这一刻，她已经放下否认的伪装，能够考虑、谈论自己的死亡了。她只希望身边有人陪伴，乞求在生命的尽头不用再饿肚子。我们没有再多说话，只是一起安静地坐着，我起身告辞时，她问我下次还能不能再来，顺便叫上那位可爱的治疗师，因为那个姑娘帮她做了几件皮制手工艺品，她想送给家里人，"好给他们留一些念想"。

医院的工作人员，无论是医生、护士、社工还是牧师，都没有意识到，如果回避这样的病人，会错过很多机会。如果想研究人类的行为，观察人们在重压之下如何直面现实，或者自我保护，这儿就是最好的学习场所。如果肯坐下来倾听，就算被病人再三拒绝，仍然坚持不懈，病人就会开始信任你，觉得你关心他、能帮助他、不会对他撒手不管。

等病人终于愿意开口说话，他们会敞开心扉，连说带比画，分享他们的孤独。跟 K 太太聊天时，我们从不试图击碎她的幻想，从不揭穿她健康状况堪忧的真相。我们只是一再强调，如果她想回家、回到孩子身旁，就得按时服药，遵守饮食规定。有时她胡吃海塞一通，随后几天又承受加倍的痛苦。我们告诉她，这样做不恰当。事实就是如此，我们不能直接否认她的想法，所以我们会换一种含蓄的方式，暗示她病情有多重，因为在这个阶段，她是承受不了实情的。后来，她一度陷入昏迷，将自己封闭起来，产生丈夫送来鲜花示爱的幻觉，她才有了面对现实的勇气，希望吃点儿可口的食物，得到他人的陪伴。所有这些，她的家人都无法做到。

回顾这一段漫长的、意义非凡的过程，我发现，我们这个团队之所以能与患者交流，是因为她感觉得到了我们的尊重，没有人强迫她直视自己的病情。她是个不讨人喜欢的护理对象，但我们从没对她评头论足。当然，我们的工作相对容易一些，只需要定期去看她，不用负责她的膳食，也不用整天围着她忙得团团转。即便她脑子不清醒，认不出我们，忘了我们是谁，我们还是坚持来到她的病床前。长久以来，正是那些已经处理好死亡情结的医务人员，坚持不懈地照料病人，才帮助他们消除了对死亡的紧张和恐惧。K太太临终前最希望见到两个人，其中一个是她的治疗师，那时她说话已经不利索，更多时间是握着对方的手，稍微聊一点儿菜肴、病痛和身体的不适等话题；另一个是那个帮她做手工的姑娘，有她陪在身边，K太太忘记了病痛，觉得自己还有创造力，有动手能力，可以给家人制作一些小玩意儿，象征她永远留在了亲人心里。

举这个例子，是想说明我们并不一定要明确告诉病人已经无药可救。首要的是，我们要引导病人讲出心头所需，弄清他们内心的坚强和软弱之处，通过察言观色，看他们是否愿意面对患病的现实，再决定是坦诚相告还是隐瞒病情。K太太算是特殊的例子，她从一开始就不接受现实，因为只有否认现实，才能让她保持理智。医护人员都说她神经错乱了，但试验结果恰恰相反，她心智正常。她无法接受的是家人听说她生病，竟然抱有"早死早了断"的态度，也不能直视自己刚开始享受养育子女的快乐，就要被迫离开人世的现实。所以当礼拜堂的人说她能接受信仰治疗法并且能痊愈时，她紧紧抓住了这根救命稻草。

然而另一方面，她很清楚自己的病情，从不吵着出院。她在病房里住得很自在，身边摆满各种熟悉的物件，看样子要当医院的常客（她的确没离开过医院）。她还接受了我们列出的种种限制，按要求吃饭，只犯过几次规。后来她说再也无法忍受这么多条条框框了，简直活受罪，比死了还难受。病人如果忽视医嘱，过量食用不该吃的东西，就是一种自杀行为，要是医护人员不赶紧制止，病人很快就能得到"解脱"。

从某种意义上讲，K太太一直在否认病情和一心求死的两个极端之间徘徊。遭到家人抛弃，被医护人员忽视，她成了一个蓬头垢面的可怜女人，孤独地坐在病床上，握着电话话筒，只想听到人的声音。在幻想中的美景、鲜花和融融爱意营造出的环境中，她找到了现实无法给予的安慰。宗教信仰已经不足以帮她渡过难关，是我们长久的默默陪伴，才让她最终接受了病情，没有选择自杀，也没有精神错乱。

我们对她的态度也经历过几次变化。起初，我们对她满是怀疑，她吃得那么少，怎么还能装出健康的样子？如果她坚信自己没有生病，怎么还待在医院，接受各种检查？我们很快就弄明白了，她不想聊病的事儿，于是我们开始跟她聊一些轻松的话题，试图了解她的想法。后来我们得知她年纪不大，乐观开朗，但孩子尚小，也得不到家人的关心。我们决心向她伸出援手，哪怕她一再否认病情，但只要她还活着，我们就顺着她，并且在她住院期间，随时提供帮助。

当医护人员任由她陷入自我封闭时，我们很生气，定下规矩让她病房的门始终打开，结果我们下次去的时候，房门又被紧紧关上了。慢慢地，我们摸透了她的怪脾气，她这样做其实并不奇怪，甚至还别有深意，这让我们更无法认同护士们对她回避的做法。在她弥留之际，我陪她聊着悄悄话，感觉像是用外语跟朋友分享心情，对方却听不懂。

毫无疑问，我们与这位病人交往得更多，比医护人员更了解她。之所以会这样，主要原因是我们无法让这个可怜的病人得到家人更多的关心和照顾，并为此感到沮丧，所以我们定时去探望她、安慰她。

这本来是她丈夫的责任，他却逃之夭夭，这让我们很气愤。另外的原因，怎么说呢？也许我们潜意识里希望自己某一天难逃一劫时，不会被人抛弃。毕竟她还年轻，还有两个年幼的孩子，如今回想起来，就连我都快要受她影响，支持她否认自己的病情了。

这个例子说明，与病人接触时，我们需要密切关注自己的反应，因为我们的言行会影响病人，这种影响可能是积极的，也可能是消极的。如果我们愿意诚实地审视自我，就能成长得更快更好。要做到这一点，最好的办法，就是去与得了重病的人或年老的患者乃至临终病人相处。

第四章

第二阶段：愤怒
——"为什么是我？"

我们读不懂世事，反说世事欺骗我们。

——泰戈尔《飞鸟集》第七十五首

如果我们听到不幸的消息，第一反应是："不，这不是真的，不会的，怎么会轮到我？"一旦证实灾难确实降临到自己身上，接下来就会说："噢，对，是我，没弄错！"不知该说幸运还是不幸，极少有病人一直到去世，还幻想着自己身体健康。

　　第一个阶段不会持续太久，愤怒、嫉妒和怨恨会取而代之，病人很自然地想问一个问题："为什么是我？"我们访谈过一个叫 G 博士的病人，他说："我猜所有跟我处境一样的人，都会看着别人，心里想：'唉，为什么不是他呢？'我脑子里想过这个问题很多次……见到一个老人在街上走，自打我小时候住在这条街就认识他了，他八十二岁，在常人眼中已经不中用了，他有风湿病，走路一瘸一拐，还脏兮兮的，谁都不想变成他那个样子。当时我有一个强烈的念头，为什么不是这个乔治老爹，偏偏是我得了病呢？"

从病人家属和医护人员角度来看，相比否认阶段，愤怒阶段更难应付，因为病人心头的怒火就像是一头困兽，四处乱撞，随时可能爆发。病人觉得医生都是些蠢货，不知道该做什么检查，制订什么食谱。他们把病人关在医院太久，不懂得尊重病人应该享有的特权。病人付了高价想换取一点儿私人空间，免得受打扰，以便好好休息，可医生偏偏要安排一个病恹恹的患者给他当室友。护士更容易成为病人的出气筒，无论做什么，病人都不满意。护士一走出病房，呼叫铃就响了。护士刚开始换班，指示灯就亮了。护士来抖枕头、整理床铺，病人又抱怨被侵犯了隐私；可要是护士不进病房，病人又会按亮指示灯，叫护士快来把床铺弄舒服点儿。这个阶段的病人对前来探视的家属没有一点儿好脸色，也不欢迎他们，这让双方见面成了一件痛苦的事。家属要么满面愁容，两眼泪汪汪，要么内疚、自责，或者说下次再也不来了，这些只会让病人更加愤怒和不安。

问题的症结在于，很少有人站在病人的角度去想一想他们愤怒的根源。如果我们的生活节奏突然被打乱，如果我们创建的大厦需要由别人来完成，如果我们拿着辛苦积攒下来的钱，正准备好好休息一下，周游世界，尽情享受生活，却发现这一切都"不是为我准备的"，除了生气，除了把气撒在那些会享受这一切的人身上，我们还能做什么呢？人们跑来跑去、忙前忙后，只为了提醒我们再也站不起来了；还有些人要我们做讨厌的检查，不放我们出院，还定了很多规矩、禁令，收了很多钱；但一天结束后，他们还能回家享受生活。他们命令我们在打针或者输液的时候乖乖躺着不动，免得再挨一针，可我们恨不得能跳出这具躯壳，去做点儿正事，好证明自己是个活生生的人！

这个阶段，病人眼中不论看到什么，都会让他满腹牢骚。打开电视，有一群朝气蓬勃的年轻人正在跳现代舞，顿时让他怒火中烧，因为自己腿脚不灵便，稍稍一动弹就扯得神经痛。他看西部片，里面有人被无情地枪杀了，冷漠的旁观者却在一旁继续喝啤酒，这让他马上联想到自己的家人和医护人员。他收听新闻里铺天盖地关于灾难、战争、大火和惨剧的报道——跟他八竿子打不着，都是些受苦受难的小人物，很快就会被人们遗忘，有谁在意呢。他立刻产生了一个强烈的愿望：不能和新闻里的人一样成为过眼云烟。于是他提高嗓门，大喊大叫，提出这样那样的要求，抱怨个不停，生怕别人忘了他。这些也许是他生命尽头吼出的最强音："我还活着，别忘了！你们听得见我说话，我还没死呢！"

这时候，如果有人给予病人尊重和理解，抽一点儿时间关心他，他就会放低嗓门，少提一些愤怒的要求。他会因此知道自己仍然是个有用的人，不缺少关心，在能力范围内，想干什么都行。他不用大发脾气就能得到听众，不用频频按铃就会有人来帮忙，因为去探望他是一件乐事，而不是负担。

可悲的是，我们很少去思考病人的怒火从何而来，而总以为他是在进行人身攻击。其实病人心头的怒火跟他们的撒气对象没多大关系，如果感情用事，双方搞得剑拔弩张，家属和医护人员也会窝一肚子火，而病人心头的火不但灭不了，反而越烧越旺。其实可以适当回避，缩短探视时间，减少查房次数；否则越辩解，越说不清，根本不知道这些并非矛盾的根源。

X 先生的例子正好可以说明，原本可以避免的愤怒情绪是如何被护士挑起来的。X 先生已经卧床好几个月，现在，白天他可以摘掉氧气面罩几小时。他的人生本来丰富多彩，生病后动弹不得，难受得很。他清楚自己来日无多，最大的愿望是能让身体换一个姿势（他颈部以下都瘫痪了），他恳求护士不要把床边的护栏支起来，因为那样让他觉得像是睡在一口棺材里。护士虽然对他心怀不满，还是答应了他的要求。护士很讨厌自己看书时被人打扰，她知道只要满足了病人的愿望，就能得到片刻清净。

我最后一次去看望 X 先生时，发现一向温文尔雅的他变得怒火冲天。他用凶狠的眼神瞪着护士，一遍遍地嚷着："你这个骗子！"我问他为什么如此生气，他告诉我，每次他想让护士帮忙把身子扶正，好让他双腿"再一次"伸出床沿，就发现护士已经把护栏支起来了。谈话期间，我们被护士打断了好几次，她也气得暴跳如雷，振振有词地说要先支起护栏，才能把病人扶起来。两人争执不休，护士说的一句话，也许最能表现出她的愤怒："要不是我把护栏支起来，你早就滚到床底下，脑袋摔开花了。"假如我们重新审视这件事，不追究谁对谁错，而是去理解他们各自的反应，就会发现护士也采用了一种回避的方式，坐在病房角落专心看书，还"想尽办法"堵住病人的嘴。照顾一个临终病人让她很难受，她从未主动正眼瞧过病人，也没试过与他交谈。她"尽责地"坐在病房里，但从情感上却尽可能地疏远对方，似乎只有这样，她才能继续干下去。她盼着病人早点死（原话是"脑袋摔开花"），并且明确要求他直挺挺地躺在床上不要动（仿佛他已经躺在棺材里了一样）。当病人提出要换个姿势，她就愤愤不平。对病人来说，能动一动身子就意味着自己还活着，但这个护士却拒绝承认这一点。显然，她害怕与死亡产生近距离的接触，只能靠逃避或者自我封闭的方式来保护自己。她希望病人保持安静，一动不动地躺在病床上，但这恰恰加深了病人对僵化和死亡的恐惧。病人无法跟人交流，孤独而与世隔绝，痛苦和日益增加的愤怒，又加深了他的无助感。从一开始，他就遭遇了各种束缚（支起的侧板象征着捆绑在他身上的枷锁），而到了最后，他的要求仍然得不到满足，于是他终于忍无可忍，彻底爆发，引发了这场激烈的争执。如果护士对内心的消极念头不那么在意，防御姿态就不会那么强，也许会少说两句，从一开始就避免这件事发生。要是她创造机会让病人表达自己的感受，那么病人生命的最后几个钟头也会走得安心一些。

我举这个例子是想说明，当面对病人合理或者不合理的情绪发泄时，有一颗宽容的心很重要。当然，要做到这一点，我们自己要先克服恐惧，卸下心理枷锁。我们要学会倾听病人的心声，有时还要试着接受他们的无理取闹，明白他们只有把情绪宣泄出来，才能更好地面对人生的最后时光。我们要战胜对死亡的恐惧，放弃消极念头，意识到自己的防御心理会影响护理工作，从而更好地照顾患者。

另一个"问题"病人是O先生，他终其一生都是个"控制狂"，所以当他患了病，被迫交出控制权时，就变得恼羞成怒。O先生患上了霍奇金淋巴瘤，他说自己得病是因为不良的饮食习惯，但他其实是一个成功的富商，在吃的方面没有任何问题，也没有谁建议他节食减肥。事实上他的理论不成立，但他却坚持认为是他自己造成了"体虚"。尽管他接受了化疗，人也聪明有学识，但就是不承认自己得了病，他声称只要多吃点儿东西，就能有力气站起来，走出医院。

有一天，O先生的妻子哭着来找我，说她再也受不了自己的丈夫。

她丈夫像个独裁者，无论生意场还是家庭生活，别人都得受他控制。虽然他住了院，却仍然拒绝让任何人知道每一笔业务往来。每次妻子来探望，只要稍微做一点儿"出格"的事，比如询问病情或者想给他提点建议，他就会大动肝火。O太太向我求助，问我该如何面对这样一个专制、吹毛求疵、控制欲强的人，因为他既无法接受病情，也不愿意跟人交流。

以丈夫自责"体虚"为例，我告诉O太太，她丈夫喜欢控制一切，现在他身处新的环境，对很多事情失去了掌控，希望能从妻子这边获得一点儿大权在握的感觉。O太太听从了我们的建议，每次来医院探病，都事先给丈夫打个电话，问什么时候可以到，能待多久。果然，只要是由丈夫决定探视时间和长短，哪怕妻子只待一小会儿，见面气氛都很好。她也不再建议丈夫吃什么，或者规定活动量，而是换个表达方式，说："行，由你决定什么时候吃东西，随便吃点儿什么。"于是在医护人员和家属停止对他指手画脚后，他又开始恢复进食了。

护士也采用同样的法子，由他自己决定什么时候打针，什么时候换床单，不出所料，他定的时间表和之前院方安排的差不多，但他不再乱发脾气，也不跟人吵架发火了。妻子和女儿越来越乐意来医院看他，要知道，患病之前他就是个不好相处的人，得了病以后，他无法主宰自己的生活，变得更难以接近，而现在，探视之余，妻子和女儿的心头也少了些怒火和内疚感。

在医疗顾问、心理专家、牧师和护理人员眼中，这一类病人最难对付，因为我们时间有限，工作量大，要是我们好不容易有空去探望像O先生这样的病人，却被告知："现在没空，晚点儿再来。"这个病人就很容易被忘到九霄云外，错过接受救助的机会，但这又能怪谁呢？我们给过他机会，况且我们时间有限。其实，像O先生这样的病人才是最孤独的，因为他难跟人相处，还总是拒人千里，凡事都得依着他。所以说，有钱人、成功人士、控制欲强的大人物，在面对死亡时尤其可怜，因为他失去了舒适安逸的生活。死亡对所有人都一视同仁，但O先生无法接受这个事实。他们执拗到最后一刻，也不肯屈尊接受死亡的归宿。他们受人排斥，惹人发火，但他们又是最绝望的一群人。

下面这个访谈就表现了一位临终病人的愤怒之情。年轻的I修女因身患霍奇金淋巴瘤再次入院治疗。我、驻院牧师和患者在她第十一次住院时，与她进行了一次访谈，以下是文字记录。

I修女，脾气坏，要求多，医院里里外外的人都讨厌她。随着逐渐失去自理能力，她变得越来越难缠，尤其是对护士们，她简直是个大麻烦。每次住院，她都爱到各个病房去串门，看看那些病情严重的患者，问问他们有什么需要，然后径直跑到护士的办公桌前，叫她们快去满足病人的需要。护士们讨厌她的做法，觉得这是在干涉自己的工作，很不妥当，但考虑到她自己也病得很重，并不想跟她发生正面冲突，于是用其他方式来报复，比如尽量缩短去她那儿查房的时间，免得跟她接触。事态越来越糟糕，当我们去看望这位病人时，其他人才都松一口气，觉得终于有人愿意接这个烫手山芋了。我们问她是否愿意参与访谈，跟我们分享她的想法和感受，她开心地同意了，接下来的对话，发生在她去世前几个月。

牧师：咱们开始吧，我们今天早上聊过一次，关于访谈的目的。是这样的，医生和护士想知道我们是怎么帮助重症病人的，我不敢说你是这儿的常客，但很多人都认识你。我们在大厅里还没走到八十英尺，就有四个医护人员停下来跟你打招呼。

病人：你们来之前，有个给地板打蜡的清洁工还推开门，跟我打招呼，其实我以前从没见过她。我觉得这挺好玩儿，她说："我只是想看看你长什么样（大笑），因为我没见过——"

医生：想看一眼住院的修女？

病人：大概是没见过躺在病床上的修女吧。也可能她听过我的事儿，在大厅里见到我后，想跟我聊一下，又怕时间不够。我也不知道，瞎猜的。她说："我只想跟你打声招呼。"

医生：你住院多久了？请简单讲一讲吧。

病人：这次大概住了十一天。

医生：什么时候入院的？

病人：两周前，星期一的晚上。

医生：你以前也来住过院吧。

病人：这是第十一次。

医生：都第十一次了呀，第一次是什么时候呢？

病人：1962 年。

医生：从 1962 年到现在，你已经住了十一次院了？

病人：没错。

医生：这次还是那个病吗？

病人：不是。我最早是在 1953 年查出病来的。

医生：嗯，当时的诊断结果呢？

病人：霍奇金病。

医生：霍奇金病？

病人：这家医院有做化疗的机器，我原来的医院没有。然而入院的时候，我还在怀疑过去的诊断结果是不是对的，但当我见到这儿的医生，五分钟不到就确诊了——我就是得了这种病。

医生：霍奇金病？

病人：是的。别的医生看了我照的片子，说我没得这种病。上一次住院的时候，我全身起了疹子，搞不好不是疹子，是生了疮，因为痒得我使劲儿挠，全身都长满了。我觉得自己像个麻风病人，他们说我心理有问题。我告诉他们，说自己得了霍奇金病，他们也说是心理问题，但我坚持我的说法。以前有肿块，这次没有检查出来，我说其实这次也有，只是因为接受了化疗，控制住了。他们说这次真的没有了，我却告诉他们，绝对有，因为我的感觉还跟从前一样。这儿的医生问我："你觉得是什么病？"我说："我觉得是霍奇金病。"他说："完全正确。"在那一刻，他让我重新找回了自尊。在这儿，我终于遇到了一个愿意帮我把病治好，而不是老骗我没病的医生。

医生：这么说……？（磁带录得不清晰）是心理负担太重导致的？

病人：是吧，我认定自己得了病，他们却觉得我脑子有问题，这个理由倒是很简单。因为静脉造影上有，但普通的 X 光片或者心电图都看不出，所以他们查不出我腹部的肿块。我想说，得病真的很不幸，但这也许就是我的命。

牧师：但你反而感到轻松了。

病人：对，我就是这个意思。当然轻松咯，如果是心理问题，那就真的无药可救了，所以证明是身体出了毛病，我才轻松多了。要不然，我放不下心头的包袱，没办法跟别人聊这些，因为我觉得他们不信我真的病了。你懂我的意思吧，我不得不把满身的疮疤遮起来，偷偷地把沾了血的衣服洗干净，我只能做这些了。我觉得自己处处不招人待见，我敢打赌，他们都等着看我的笑话。

医生：你也当过护士？

病人：是的。

医生：在哪儿工作？

病人：圣托马斯医院。得病前，我刚被调离护理主任的岗位，那时我才上了半年研究生课程，他们突然叫我回学校，重新教解剖学和生理学，我告诉他们我教不了，因为现在这两门课要用到化学和物理学方面的知识，而我学化学，还是十年前的事，现在的化学完全不一样了。所以那年夏天，他们安排我去学有机化学，我却没考及格，这是我生平第一次考试不及格。也是在那一年，父亲去世，家里的生意一下子没人打理，这意味着他的三个儿子会为了争夺经营权打得头破血流，我没想到自家人也能闹成这样。他们还逼我出让自己的股份。原先我一想到要继承家族生意，哪怕只是一部分，都兴奋得不得了，现在倒好，无论在哪个方面，我都成了个无关紧要的人，工作岗位被换掉，还被逼着去教书，可我根本还没准备好。现在想想，当时的我已经有了很多心理问题，整个夏天都处于那种情绪中。到了 12 月，我正要开始教书的时候，开始发起烧来，浑身打战，身体越来越差，不得不去看医生。直到今天，我都没再去找那个医生。我一直自己忍着，我要确认所有的症状都不是我想象出来的，等温度计的水银柱冲到高处，证明我确实发了高烧。这样他们才会关心我，你说对吧？

医生：这倒跟我们平时听说的情况不太一样，病人一般喜欢否认自己得了病，你却一心想证明自己身体有问题。

病人：要是在其他方面得不到关心，我就极其渴望这种被人宠着的感觉，尤其是感觉不舒服的时候，我就想躺一躺，闹一闹——

医生：当你情绪上出现问题的时候，没想过找专业人士帮忙吗？还是说你根本就不该有这类问题？

病人：我想他们处理过我的症状，没有禁止我服用阿司匹林，但我感觉除非自己把问题搞清楚，不然光在死胡同里打转，所以我特地去看过心理医生，他说因为我长期以来身体有问题，所以影响了我的心理状况。他建议我先治好身体上的病，认为我工作量排得太满，每天至少得休息十个小时，还叫我服用大量的维生素。反正，普通医生想给我进行心理治疗，心理医生又给我采取药物治疗。

医生：这不是乱了套吗？

病人：对呀。其实我最怕去看心理医生，怕他说我又有新毛病，还好他没这么做。他叫我别理那些人，你懂的，那些人觉得把我推给医生，心头就舒坦了。谁晓得，他对待我的态度正是我想要的。

牧师：是普通医师看病的方式。

病人：——那时，我接受过了化疗。他给我开了些药，但其他医生说我得了结肠炎，要我停止服用，放射科医生认定我腹部疼痛是结肠炎在作怪，所以我就停了药。他们确实尽了力，但是没有缓解我的症状，一点儿也没效果。这本来就是我想要的结果，但他们总是看不见。你瞧，他们感觉不到肿块的存在，只晓得跟着疼痛走，哪儿疼就查哪儿。

医生：我来稍稍总结一下，把事情理顺，你的意思是，当你被查出得了霍奇金病的时候，还要应付很多问题：你父亲在这期间去世了，你家的生意散了伙，兄弟们逼你出让自己的股份；工作上，你被调离岗位，还安排你做不喜欢做的事儿。

病人：对。

医生：还有你自己长了疮，这是霍奇金病的明显症状，医生居然没有想到，还以为是你情绪上的问题造成的。另外，在治疗方式上，普通医师像个心理医生，心理医生像个普通医师。

病人：没错。后来他们都不管我了，停止了治疗。

医生：为什么？

病人：因为我拒绝接受他们的诊断结果，他们想等我能学会讲点儿道理后再说。

医生：我懂了。那你是如何接受霍奇金病这个诊断结果的呢？这个病对你来说，意味着什么？

病人：嗯——我最开始察觉到自己可能得了这个病的时候，就去查了资料，还告诉了医生，但他劝我不要一开始就往坏处想。然后做完检查后，他肯定了我的猜测，我觉得自己活不过一年了。尽管感觉不太舒服，我也没当一回事，心想活一天算一天吧。但是从 1960 年开始，所有的问题都来了，我再也没有感到舒坦过，每天总有那么几个小时，觉得浑身都不自在。现在确诊了，所有人都知道我得了这个病，对此没有半点怀疑。家里人也不再说什么了。我还去找过那个给我停了化疗、停了药的医生，他从来没说我得了病；只有一次，我的腹部又有了肿块，当时他正在度假，等他回来后，我告诉了他。我觉得他为人很真诚。有些医生喜欢带着讽刺的口气，说我哪来的什么霍奇金病啊，长的那些肿块，不过是发了炎，言下之意是，我们懂得比你多，决定权在我们手上。还好这个医生很真诚，至少他一直都在等客观的诊断结果。这儿的人后来告诉我，这位医生执业以来，大概只碰到过五例我这样的病人，每个人的情况都差不多。我不太明白这些事儿，难道他经常给这里的医生打电话，咨询如何用药和治疗？我开始有点儿怕在他那儿治病，觉得他能力不够。我的意思是，如果没到这儿来，我恐怕早就没命了，因为那边没有这些设备，都不知道我之前吃的药有没有效果。他是在拿每个病人做试验，而这里的医生在碰到我之前，已经治过五十个这类病人了。

医生：你年纪轻轻就患了这个病，你怕吗？这个病会要人的命，后面的时间也许不多了？

病人：我不年轻啦，都四十三了。你觉得还算年轻吗？

医生：我希望你觉得自己还年轻。（笑声）

牧师：是看在你的分儿上，还是咱俩的分儿上？

医生：看在我的分儿上。

病人：就算我过去想到过，现在也不在意了，因为我看到了很多事情，就拿去年夏天来说吧，我亲眼见到一个十四岁的小男孩死于白血病，另一个死了的孩子才五岁。整个夏天，我都陪着一个十九岁的姑娘，她疼得很厉害，人很沮丧。她不能和朋友们结伴去海滩玩。我至少比他们都活得久，倒不是说我有什么成就感，我不想死，我想活下去。我不是故意想招人烦，只是一想到身边没个人影儿，或者没人来看看我，我就会时不时感到恐慌，尤其是疼得厉害的时候。但凡我自己能做的，我都不会去麻烦护士，但这又让我觉得要是我真的需要她们，她们是不是也察觉不到。因为她们从不走过来问我。有时我的确想抹一点儿止痛膏，不骗你，但是你瞧，她们例行查房也不来看我，只到她们觉得生了病的人那儿去。我没法给自己抹药膏，只好掀开毯子，自己把床摇下来。别的事儿我也自己动手，虽然我手脚慢，还忍着疼。我觉得这样做对我有好处，但正因我如此做，她们更不会来看我了。我经常一琢磨就是好几个小时，自己会不会有一天流血不止，或者休克了，发现我的是那个清洁工，而不是护士，因为她们只会走进来，把药递过来，我一天吃两次药，除非我找她们要止痛片……

医生：对这些，你感受如何？

病人：什么？

医生：你觉得怎么样？

病人：噢，其实还行吧，除非是痛得厉害，或者无法起身，又没人来搭把手的时候，其他时候我应付得过来。我可以开口叫护士帮忙，但觉得没必要。我觉得她们应该去了解病人的情况。我不想遮遮掩掩的，但当我努力尝试自己去做力所能及的事时，就会为此付出代价。有几次我身体特别虚弱，大概是刚做了氮芥治疗——我拉肚子拉得很厉害，跑了十多次厕所，却没人来检查一下大便，或者问问我的情况。我只好告诉护士我有些不对劲。昨天晚上，我就觉得早上做的 X 光检查不太准确，因为之前她们给我服用了太多的钡片，为了今天的 X 光检查，还是我提醒她们，记得给我六粒钡片。这些流程我清楚，很多时候我都是自己照顾自己。在家里，或者之前的那个医院，他们还来看看我，问我需要点儿什么。至少他们认为我是个病人。在这儿，我不知道是不是我的问题，但是我不会为自己的行为感到惭愧。我很高兴还有自理能力，但有几次我实在疼痛难忍，按了呼叫灯也没人搭理。我觉得真要是有紧急情况发生，她们也不会及时赶到。我有种预感，她们这样对我，对其他病人也将是如此。所以我过去几年喜欢到处串门，看看病人病得有多严重，然后跑去护士站，说某个女患者需要吃点儿止痛的药，已经等了半个小时了……

医生：护士有什么反应？

病人：唉，反应各不相同。我觉得最讨厌我的是一个值夜班的护士。前天晚上，有个病友跑到我的房间，爬到床上跟我躺在一起。我知道她得了什么病，再说我也是护士，所以并不害怕。我按亮了呼叫灯，等着护士来。是这样的，那天晚上，这个病人翻出病床的护栏，溜下了床。护士本来应该把她绑在床上的。这件事我跟谁都没说。我叫来了护士，我和她一起把这个病人送回了病床。那一晚，还有个病人从床上掉了下来，我住她隔壁，所以第一个赶到。你瞧瞧，我的腿脚比护士还快。还有个年轻的姑娘，二十岁左右，快要死了，整晚都在大声呻吟。那几个晚上我都睡不着。这家医院有个规定，凌晨三点以后不能要安眠药吃。我也搞不懂为什么，但就是这么规定的，你觉得——反正我服用少量的水合氯醛，第二天并不会昏昏沉沉，而且能让我暂时舒服一会儿。可是对她们来说，按规定办事比让病人多睡一两个小时好觉更重要，这是规定。你懂的，哪怕不会上瘾的药也一样，你不能不听他们的——要是医生开了方子让病人每四个小时服用半片可待因，那就得等五个小时，才能服用下一片。照他们的意思，四小时内不允许重复吃同一种药，就这么着！上瘾不上瘾的都不行。我们还没有改变观念。病人痛起来的时候，就该吃止痛药。没必要等四个小时，尤其是不易上瘾的药。

医生：你是因为医院对病人关注、关心得不够而生气吗？所以影响了你的情绪？

病人：这个嘛，倒不完全与我有关。她们只是不懂疼痛的滋味。要是她们没有经历过——

医生：你最关心的是疼不疼吗？

病人：呃，之所以关心这个，是因为我接触过很多癌症病人。我讨厌护士生怕病人对止痛片产生依赖，要知道，那些病人根本活不了多长时间了。那边楼里有个护士居然把注射器藏起来，劝病人别用药。最后一刻了，她还在怕自己会害人上瘾。病人已经活不长了。病人有权利服用药物，要不然就吃不下、睡不着，活着就是在忍受痛苦煎熬。打一针，至少能让他放松，觉得自己还活着，能享受生活，能开口说话。他还没死。要不然他就只能绝望地等着别人的怜悯，等别人来减轻他的痛苦。

牧师：你来这儿就一直有这种感受吗？

病人：对，对。我注意到了这一点。起初我以为这是某几层楼才有的情况，因为护士就是那几个。其实我们每个人都这样，失去了对疼痛的尊重。

牧师：你怎么看呢？

病人：我觉得是她们太忙了。我希望是这个原因。

医生：那事实上呢？

病人：我碰巧路过的时候，发现她们常常聚在一起聊天，然后休息，这让我很生气。护士在休息，只有助手跑来告诉我，说护士在楼下，钥匙也在她那儿，我就只有干等着。其实早在护士去吃饭之前，病人就该吃药了。我觉得应该找个人负责整个楼层，及时给病人送来止痛药，而不需要等半个小时，疼得大汗淋漓也不见人上来；有时甚至要等四十五分钟，但就算护士回来了，也不会马上来照顾病人。她们要先接电话，对时间，看看医生留下的处方。反正不会第一时间查看一下哪位病人需要吃止痛药。

医生：不好意思，我打断一下，您介意我……换个话题吗？我想利用时间聊聊别的内容。可以吗？

病人：当然可以。

医生：你刚才说目睹过一个五岁的孩子和一个十九岁的姑娘去世。你有什么想法？你幻想过这样的场景吗？

病人：你是想问我怎么接受死亡？

医生：对。其实你已经给出了一部分答案，你说不喜欢独处，不喜欢没人关心。陷入危机时，不管是疼痛、拉肚子还是别的情况，你希望有人陪在身旁。这说明你不想被人遗忘。还有就是你说的疼痛。如果你就要离开人世，你应该是想没有痛苦、有人陪着离开吧。

病人：的确如此。

医生：此外你觉得还有哪些东西重要和值得我们思考？不一定跟你相关，别的病人也行。

病人：我还记得 D.F 他整天面对病房里光秃秃、死气沉沉的墙壁，快被逼疯了。那个不愿给病人止痛药的护士给他拿来了几张漂亮的瑞士风景画，我们帮他把画贴到了墙上。他去世了，临终前，他叫那个护士把画送给我。我去看过他几次，清楚这些画对他意义非凡。十九岁姑娘的母亲天天都在医院照顾女儿，我找到这位母亲，她找了些硬纸板来，我们做了相框，把风景画裱好，贴到每一个病房墙上。我们没有事先征求院方同意，我们特意挑选了胶带，不会把墙弄坏。我猜那个护士讨厌我们这么干。我觉得这个医院规矩太多了。我知道美丽的景色虽然不一定能让人联想到上帝，却一定能提醒人们生命的美好。我是这么想的，只要有某个东西让你觉得自己还是世界的一部分，你就不会感到孤单。对此，D.F 先生和 S 小姐都深有体会。S 小姐每天都被鲜花包围，电话铃声不断，很多人来探视，包括她的闺蜜们。我觉得要是因为她病得很重，就把这些花和友情都逐出病房，她肯定会受不了。她虽然疼痛难忍，但只要有客人来，就显得神采奕奕，尽管她已经说不了话。你看我现在还想得起她。我的姐妹们一周只来一次，有时干脆不来。所以陪我聊天的人都是其他病人的访客，或者我自己去找病人聊，仅仅是这样，我已经心满意足了。当我痛苦或者心情沮丧的时候，我就知道得做点儿什么来忘掉这一切，所以不管痛不痛，我都拖着身子去找别人，把注意力转到他们身上，这样我就能忘掉自己的病情了⋯⋯

医生：如果你走不动了，该怎么办？

病人：这个嘛——我需要人陪，但又没人来。

医生：嗯，是个问题，我们可以帮你。

病人：好。之前没人这么做过。（哭泣声）

医生：我们会来。这也是我们访谈的目的之一。

牧师：你是说从来没人来看你？当你需要他们的时候？

病人：很少。就像我说的，我生了病，大家都躲得远远的。他们觉得我不想说话，可就算我说不了话，只要有人坐在那儿，我就不觉得孤单。我说的还是普通的访客。要是他们懂这个道理，要是那人不扯着嗓子做祷告，而是能陪我一起轻声吟诵主祷文——因为我已经有好几天无法自己祈祷，也许刚念出开头的"天父"，后面就记不清了——我就能再次懂得生命的意义。如果我无法给予，他们就会离我而去。我给予他们一些东西，但很多人不清楚我到底需要什么。

医生：那倒是。（对话混在一起）

病人：我病情不那么重的时候，确实得到过别人的帮助。很多帮助，但那时我的需要不多。

医生：在你帮不了他们的时候，更需要别人的帮助了。

病人：没错，每次我发病，就会担心钱的问题，比如治病要花多少钱，下一次，我又担心回去后会不会丢了饭碗。我还担心自己的病就这么一直拖下去。每次有新情况出现，我就需要人陪。

医生：你住院前的生活是什么样子？我对你的情况一无所知，你过得怎么样？你无法继续上班，生活受到了哪些影响？是教会在帮你吗？还是你现在的工作单位？又或者是你的家人？谁来管？

病人：噢，他们都在管。我在上班的地方住过三次院。有天深夜，我疼得喘不上气，于是出了病房，敲开护士的房门，她扶我进去，给我打了一针止痛药，然后决定把我留在医务室观察，那里是专用病房，只有修女能用。房间里空空荡荡、冷冷清清，没有电视，也没有收音机，毫无生气。这里除了偶尔用来上观摩课，根本没人来。我孤单得很，需要点儿什么也没有人拿来，所以等到不那么疼了，还扛得住的时候，我就把情况告诉了我的主治医生，他知道我害怕一个人待着，同意我出院。回到自己家，躺在自己的床上，我可以每天换四五套衣服，下楼去吃饭，至少让我觉得自己还活着，不再那么孤单。我经常坐在教堂的长凳上，虚弱得念不出祈祷词，但我能和别人在一起。你懂我的意思吧？

医生：我懂。为什么你这么害怕孤单？

病人：不，我不怕，因为有时我也需要一个人待着。我不是那个意思。除非感觉自己被抛弃了，我是不需要人陪的。我要是还能支撑，无须帮助，一个人待着也行。但折磨人的不是孤零零死去的场景，而是疼痛，疼得让人恨不得把头发一根根都拔掉。我也不在乎好几天不洗澡，因为太累人了，我变得越来越不像一个正常人。

牧师：能做到的话，她肯定想维持人的尊严。

病人：是的，但有时我一个人无法办到。

医生：你说的正是我们过去一年在做的事儿，我们试过很多方式，我觉得你描述得很清楚。

病人：想做一个人呀。

医生：对，一个真正的人。

病人：还有，我想告诉你另外一件事。去年我从这儿出了院。因为我骨折了，病理性骨折，只好坐着轮椅回到自己原来的医院。很多好心人把我推来推去，弄得我心情烦躁，因为他们总是推我到他们想去的地方，而不是我想去的地方。但我也没法每次都告诉他们我想去哪儿。其实，我宁愿手磨痛了，把自己推到洗手间，也不想告诉别人我要上厕所，然后让他们等在门外，给我时间方便。你懂我的意思吗？他们说我很独立，其实并不是这样。我必须让自己活得更有尊严一些，而他们可能会毁掉我的尊严。我不认为当我真正需要帮助的时候，会拒绝他们，但前面那些人给我的这种帮助，变成了一件麻烦事儿。你明白吗？他们是出于善意，我知道，但我不能坐等他们来行善。举个例子吧，我们那儿有位修女，她负责大家的饮食起居，包揽了所有杂事，要是我不接受，她就觉得被人拒绝了。那样的话，我也会感到内疚。我知道她的背上安了一个支架。这位修女已经七十七岁了，他们把像她一样年老体弱的修女都安排到了医务室。我呢，我还能自己起床，把床摇上摇下。但如果她提出帮我摇床，而我拒绝了，她就会觉得我没把她当护士看。所以我只好咬紧牙关，暗自祈祷她第二天别来找我，别在我面前说她的背痛了一晚上，觉也没睡好，因为我会觉得是我造成的。

牧师：呃……她让你觉得心里过意不去。

病人：是的。

牧师：我能换一个……？

医生：你要是累了就告诉我们，好吗？

病人：好的，请继续。我要休息一整天呢。

牧师：说到你的信仰，这个病对此有影响吗？对上帝的信仰，你是更坚定了，还是不太信了呢？

病人：我觉得没什么影响，因为我从来没往那方面想过。我是个修女，我希望把自己奉献给上帝。我想当一个医生，传播福音，但我什么也没有做到。我还没出过国。我得病很多年了。现在我终于知道——或者是我早就决定好要为上帝做什么了。我曾经对这些事儿很着迷，觉得这是上帝的旨意。可是显然上帝真正要我做的不是这些。我快要放弃了，但如果我能恢复健康，我还是会去做同样的事。我想继续学医，我觉得当一个布道的医生很伟大，比护士强多了，政府对护士的职业限制太多。

不过我的信仰在这儿经受了最大的考验。不是因为我的病，而是来自对面病房的一个病人。他是个善良的犹太人，我们俩一起去拍X光，就在那间小屋子里。我们都在等。突然我听见有人说话，是他问我："你在高兴个什么劲儿呢？"我看了他一眼，说："我也不是高兴，只是查出来有什么问题的话，我也不怕。"听到我的回答，他一脸怀疑。我俩就这么认识了。后来，我们发现彼此住得不远，中间只隔着一道走廊。他是个犹太人，却从不遵循教义，对见过的犹太教拉比都不屑一顾。他跑来告诉我，世上根本没有上帝，是人们出于自身的需要创造出来的。我从来没有思考过这个问题，他却深信不疑。我这么说，是因为他也不相信来生。那时我们还遇到过一个护士，她是不可知论者，她说也许真有一个上帝创造了世界。他们找我聊这些，我猜这也是你们想聊的东西吧。那个护士还告诉我："但是上帝创造世界后，就没再好好管过。"来这儿之前，我还真没遇到过像他们这样的人。这是第一次，我不得不审视我的信仰。我只好说："上帝当然在，看看自然万物吧。"这个说法也是别人教会我的。

牧师：他们的想法让你的信仰受到了冲击？

病人：是的。我的意思是，之前的那些人教给我一些想法。他们的看法真的比这些人正确吗？我是想说，我发现自己失去了信仰。我信的是别人相信的东西。M，那个犹太人，说话时常常带着嘲讽的语气，那个护士也会说："搞不懂为啥我这么讨厌罗马天主教会，却还得帮它干活。"她边说边递给我一片药。她这么做是想小小地刺激我一下。但是M就恭敬得多，他会问："你想聊点儿什么？"然后说，"我想聊《圣经》里那个巴拉巴。"我告诉他："行啊，M，但你不能光提巴拉巴，不提基督呀。"他就会说："嗨，这两人有什么区别呢，真的，修女，你可别难过。"他会试着尊重我，但也总爱挑战我，就像是个恶作剧。

医生：你喜欢这个人吗？

病人：喜欢。一直都喜欢。

医生：是现在的事儿吗？这个人还在医院吗？

病人：不是，那是我第二次住院的时候，从那时起我们成了朋友。

医生：你们还有联系吗？

病人：他前几天来过。给我带了一束花。也许从他那儿，我真的找到了自己的信仰。没错，是我自己的。是信仰，而不是别人的看法，意味着我虽然不懂上帝如何行事，也不清楚为什么很多事情会发生，但上帝的力量比我强大。每当我看到有年轻人快要死去，父母亲朋为他感到惋惜时，我就看得很开，我会说："上帝就是爱。"我现在也这么认为。不是随便说说，我是认真的。如果上帝就是爱，那他肯定知道，对这个人来说，此刻是他一生最光辉灿烂的时刻，早一点儿，晚一点儿，都无法获得永生，否则只会得到无穷的折磨以示惩戒，那可比此刻离开人世更糟糕。我感觉，在上帝的爱中，我能接受那些天真无邪的年轻人死去。

医生：你介意我们问点儿个人问题吗？

牧师：就一个，一件事，如果我没听错的话，你说你现在信仰更坚定了，比一开始更能接受自己的病情，是这样的吗？

病人：噢，不是的。我只是说信仰这个话题，跟我的病没关系。不是因为生了病，而是 M 的话挑战了我的信仰，不管他是有意的还是无意的。

医生：现在是她自己的信仰了，不是别人教她的了。

牧师：从人际交往中得到的。

病人：从这儿得到的。在这儿发生，就在这家医院。我这些年一直在想，终于慢慢想明白了。现在我彻底弄懂了什么叫信仰。之前，我摸索了很久。但就算我现在知道得比以前多，比以前透彻，有一点还是无法改变，那就是这个世界仍然有很多值得我去看、去经历的。我对 M 说："如果没有上帝，我也没什么损失，但如果上帝真的存在，我就为他献上应得的崇敬，像我现在一样。"以前我被动地接受别人的思想，因为我受到的教育，让我变成那个样子。我不是真的在崇拜上帝，我以为是。可要是有人说我不信上帝，我会觉得受到了侮辱。但是现在我知道了其中的区别。

牧师：你还有其他问题吗？

医生：有，但我们只剩下五分钟了，要不下次再接着聊。

病人：我想告诉你们一件事，有个病人对我说："别进来说什么这是上帝的安排。"我还从来没听过有人如此讨厌这个说法。她二十七岁，是三个孩子的母亲。"我讨厌别人对我说这个。道理我也懂，但你正忍受着病痛，已经受了伤，不应该再给伤口撒上一把盐。"在那种情况下，问几句类似"你很疼吧"的话，病人会好受些，因为这让他觉得对方能体会到他受的折磨，而不是袖手旁观，还说风凉话。等情况好了些，说那样的话倒没什么问题。还有，人们不喜欢听"癌"这个字，似乎一提到，身体就会隐隐作痛。

医生：还有些字词也同样是禁忌。

病人：对别人来说是那样，我倒不在乎。从很多方面来看，得这个病也没那么糟糕，我有很多收获。我认识了很多朋友，遇到很多人。我不知道心脏病或者糖尿病是不是更容易让人接受。看一眼医院的走廊，我庆幸自己没有得那些病，而是得了这种病。我不羡慕别人，但是如果一个人病得厉害，是不会有这些想法的。他只是等着看别人是来泼冷水还是来帮忙的。

医生：你以前是个什么样的姑娘？小时候什么样，为什么当了修女？是家里人安排的，还是别的原因？

病人：我家有十个孩子，五男五女，就我一个当了修女。我从来没有对修女怀有排斥心理。但有时候，也许是我多看了一些心理学方面的书，我变得跟兄弟姐妹们不同。我跟我的姐妹们就很不一样，她们跟家里人关系很融洽。她们和母亲一样，都是好主妇，是打理家务的能手，而我更喜欢读书。不过这么多年过去，回顾往事，我觉得情况也不完全是那样。现在，我有时也会产生不当修女的念头，因为太苦闷了。可是我一想到是上帝让我这样做的，又会听从他的安排。不然好多年前他就会用某种方式告诉我了。这个问题，我想了很久——想了这么多年，这是唯一的答案。我现在想的是我说不定也能当一个好妻子、好母亲。但在当时，我觉得当修女是我该做的、能做的事。没人强迫我，我是自愿的，稀里糊涂的。我十三岁就当了修女，等到二十岁才发誓把自己奉献给上帝，意味着我有足足六年多时间思考和做出决定。从起誓到现在，又过了很多年。我觉得这就像婚姻一样，决定权在自己手中。我可以接受，也可以拒绝，全在于自己。

医生：你母亲还活着吗？

病人：还活着。

医生：她是什么样的人？

病人：我父母都是来自 XY 的移民。母亲靠自学会了英语。她是个热心肠。我觉得她不太懂父亲的想法。父亲是个艺术家，也是个成功的商人；而母亲呢，内向，又不善交际。现在我才明白，她肯定缺乏安全感。她认为矜持内敛是一种美德，所以在我家，活泼外向并不讨人喜欢。我就有点儿外向。我想出门做事，而我的姐妹们却希望待在家里做针线活，母亲对她们很满意。我参加了很多俱乐部。现在他们却说我是个内向的人。我也搞不明白了……

医生：我觉得你不内向。

病人：是吗，两周前还有人说我内向呢。我确实不常能找到志趣相投的人，陪我聊一聊有点儿深度的话题。有很多东西，我都感兴趣，就是找不到人分享。那种感觉，就像是和一群人在一起，你却陪着一个会计员坐在桌旁记账。很多修女没有机会像我一样接受高等教育，她们心头怀着一点儿嫉恨。她们会觉得我是故意想表现出优越感。要是遇上这类人，最好马上闭嘴，免得给她们炮轰的机会。教育让人变得谦虚，不再骄傲自大。我不会改变自己的语言风格。我的意思是，如果我找到了一个恰当的词，就不会特意换另一个简单的。他们觉得我是故意装得高深莫测，其实不然。我也能像别人一样，用浅显的词汇跟小孩聊天，但我不会为了迎合别人，而改变自己的谈话方式。但我曾经想过这么做。换句话说，我不得不变成别人希望的那种人。现在我不这么想了。现在该他们学着适应我了。我向他们提出了很高的要求，或者我只是静静等待他们的回应，反正我无所谓了。有些人冲我发火，自个儿也受了气。不一定是我惹了他们。

医生：你也会生他们的气吧？

病人：会的，尤其是那种成天谈论鸡毛蒜皮的事儿，还说我内向的人，我最生他们的气。这种人对新闻没兴趣，对每天发生的事也没兴趣。我根本没法跟他聊公民权利之类的话题……

医生：你现在说的是谁？

病人：我们修道院的修女们。

医生：我明白了。好吧，我很想继续陪你聊下去，但恐怕要暂时告一段落了。你知道我们聊多久了吗？

病人：不知道。我猜有一个小时吧。

医生：一个多小时了。

病人：我估计也是。咨询嘛，时间过得特别快，因为比较投入。

牧师：我在想——你有什么想问我们的吗？

病人：我吓到你们了？

医生：没有。

病人：因为我有时候会情不自禁，也许有损……

医生：修女的形象？

病人：对，哈哈……

牧师：我得说，你确实给我留下了深刻的印象。

病人：要是因为我的形象伤害了别人，我会恨自己的，我懂……

医生：不，你没有。

病人：我的意思是，我不想让修女、医生还有护士的形象，在你们心里大打折扣……

医生：我不会有那种想法的。我们想看到一个真实的你。

病人：有时我挺为难他们的。

医生：这种事在所难免。

病人：我是说，我是一个护士兼修女，他们是不是觉得我很难相处。

医生：我很高兴你没有戴着修女的面具。你还是你。

病人：这又是一件我想告诉你的事，是我遇到的另一个问题。在那家医院，我不穿上修女服是不敢出房门的。在这儿，修女服很碍事——我经常穿着睡袍就出了病房，有些修女听说了这事，吓得够呛。她们想让我转院。她们觉得我行为不检点，随时都允许闲杂人等钻进我的房间，这让她们很震惊。可她们从来没想过我需要什么——我需要人们多来看看我，比起我住在修女病房的时候，多来看看我。我可以躺在那家医院，我在那边躺了两个月，很少有修女来看我。但是这个我能理解，因为她们在医院上班，有了空余时间，就不想待在医院。但不知为什么，我必须告诉她们，我不需要她们，虽然她们似乎不太相信。她们相信我有力量在支撑，我一个人能做得更好，而她们都不重要。但我也不能求着她们那样做吧。

牧师：求人的话，就没有意义了。

病人：求人是不对的。我不能求别人给我需要的东西。

牧师：我认为——这一点你已经表达得很清楚了。意义很深刻。病人的尊严很重要。没必要去求人，也没必要受人摆布。

医生：但是我觉得，结束之前，我想提个小建议。我其实不喜欢"建议"这个词。我觉得有时候我们正遭受病痛的折磨，但状态看起来和你现在一样，也许护士就很难知道你什么时候需要她，什么时候不需要她。我觉得有时开口更难，跟求人不一样。你说呢？开口比求人更难。

病人：我现在背疼得厉害。我回去路过护士站的时候得要一颗止痛片。我不知道什么时候需要吃，但是我开口要止痛片就已经能说明问题了，对吧？不管我看起来如何，我确实很疼。医生们说过，我应该试着让自己舒服点儿，意思是每天少一些疼痛，因为等我回去上班，痛也好，不痛也好，我都得挥汗如雨地上课了。这很好，我很感激她们，有时你确实想不受疼痛的折磨，轻松片刻。

这次访谈清楚表明了这位病人有什么样的需要。她心头满是愤怒和怨恨，这似乎与她的童年经历有关。她家有十个兄弟姐妹，从小她就觉得自己是个局外人。姐妹们喜欢待在家里做针线活，讨母亲欢心，她却更像父亲，性格外向，渴望见识外面的世界。这样做自然是跟母亲唱反调。她找了个折中方案，当一名修女，既有别于她的姐妹，又能保持自己的个性，还能做母亲心头的淑女。直到她快四十岁，生了病，脾气变坏，才越来越难维持"淑女"的形象。她对其他修女的怨恨，其实是重演了她对母亲和姐妹们的怨恨，恨她们排斥她，这种不受人待见的感觉，她很小就体会过了。可是，身边的人没有去琢磨她愤怒和怨恨的原因，认为她是故意针对人，从而对她更加排斥。为了消除日益增长的孤独感，她只好跑到其他病人那里，帮他们提出要求——这样就能既满足他们，也满足她自己的愿望，顺便表达一下自己的不满，抱怨护士不关心病人。她这样气势汹汹，让护士们对她敬而远之，护士们的做法可以理解，但也为她继续发起进攻找到了正当的理由。

这次访谈满足了她的一些需要。她展现了真实的自己，不太友善、对别人要求很高，但没人对她评头论足，也不抱有成见。我们是来了解她，不是批评她的。她可以发泄心头的怒火。一旦卸下了重负，她就展现出自己的另一面，变成一个热心肠、有爱心、有见识、感情丰富的人。看得出来，她喜欢那个犹太人，因为对方帮她找回了真正的信仰。他为她打开了一扇大门，让她长时间地反思，并最终确定了对上帝不渝的信仰，这种信仰不是外人灌输给她的，而是她自己从内心发掘出来的。

访谈快要结束的时候，她表示希望有更多机会像这样跟人谈心。她表达这个愿望的方式，是再一次生气地说要去找护士拿一颗止痛片。后来，我们又见过她几次，惊讶地得知她已经不再去看那些危重病人，对医护人员的态度也温和了不少。她很少再冲护士发火，护士看望她的频率也越来越高，甚至还想找我们开座谈会，来"更好地了解她"。这变化可真大呀！

我最后几次去见她时，她看着我，向我提出了一个其他病人从未提出过的请求：读一段《圣经》给她听。她那时已经很虚弱，脑袋靠在枕头上，告诉我要读哪几页，跳过哪几页。

我不太喜欢这个差事，觉得有点儿古怪。我之前从没干过这种事。要是叫我帮她抹止痛药膏、倒便盆什么的，我还觉得舒服点儿。但我记得自己告诉过她，我们会尽力满足她的要求，在那个时刻，看样子她很着急，把驻院牧师叫来似乎来不及了。我记得当时脑子里甚至闪过一个可怕的念头，担心我的同事们会闯进病房，嘲笑我的样子，还好，"诵经"期间没有人进来，我松了口气。

我读着《圣经》的章节，也不知道自己读了些什么。她闭着眼睛，我猜不出她在想什么。最后，我问这是不是她最后的"仪式"，或者另有深意，只是我领悟不到。那是我唯一一次听到她开怀大笑，笑声中饱含着感激和俏皮。她说两者皆有，但主要目的是表达善意。那是她对我的最后一次考验，也是她传达给我的最后信息——希望我能在她离开很久后，还能记起她……

几天后，她身着正装来我的办公室，向我道别。她看上去很快乐，不再是那个爱发火、让人避之不及的修女，而是一个就算被人拒绝，内心也波澜不惊的女人。她要出院回家了，没多久，她在家中与世长辞。

我们很多人仍然记得她，不是因为她制造过麻烦，而是因为她给我们上了一课。在她生命最后的几个月，她活成了自己渴望中的样子：特立独行，却又讨人喜欢。

第五章

第三阶段：讨价还价

——她唯一的愿望是"再登台表演一次"

———————

樵夫的斧头，问树要斧柄。

树便给了他。

——泰戈尔《飞鸟集》第七十一首

第三个阶段是讨价还价。听说过的人不多，持续时间也不长，但对病人同样有帮助。如果在第一个阶段，我们无法接受令人悲伤的事实，进入第二阶段，又把满腔的怒火撒在别人或者上帝身上，那在接下来的第三阶段，我们也许能跟上帝达成某种协议，推迟一些命中注定的事儿发生的时间。"如果上帝决定把我们从这个世界带走，我生气地求他，他也不会理我，倒不如我好好说，也许他会考虑一下的。"对这种反应，我们并不陌生，这就是家里的孩子第一次向我们提出请求时常用的逻辑，比如他们想去朋友家过夜，被我们大喝一声"不行！"，他们会气得跺脚，或者把自己锁在卧室里，敲门也不理，因为他们生气了。但他们也会转动脑瓜，想想别的法子，最后走出房门，主动包揽一些家务——平时叫他们做，他们躲得比谁都快，然后对我们说："如果我这个星期表现得好，每天晚上洗碗洗盘子，你们同意我去吗？"也许机会渺茫，但家长大多会同意这笔交易，让孩子得偿所愿。

晚期病人用的是相同策略。根据以往的经验，他知道只要自己表现得不错，就有机会得到奖励，实现一个愿望。他的愿望首先是想多活几天，其次是能有几天摆脱病痛的折磨，过得舒舒服服。有个病人是唱歌剧的，她的下颌和脸部长了畸形瘤，无法登台表演了。她唯一的愿望是"再登台表演一次"。当她得知这个愿望也化为了泡影，她献上了一生中最感人的一次演出，要求参与我们的研讨课，不躲在单面可视玻璃背后，而是当着大家的面，讲述了她的一生，她的成功和失败，直到有人打电话来把她叫回病房。为了进行化疗，医生们准备拔光她的牙齿。她要求为我们再唱一首歌，以后她的脸就要永远被包起来了。

另一个病人正饱受病魔摧残，难受得很，她经常要打止痛针，所以不能出院回家。她有个儿子，正照她的安排筹办婚礼。一想到自己无法去婚礼现场，她就很伤心，因为那是她最宠爱的大儿子结婚。在我们的努力下，她学会了自我催眠，每次催眠后，她能有几个小时感觉舒服些。为了能活到参加儿子婚礼那一天，她做了各种承诺。婚礼前一天，她优雅地离开医院。没人能看得出她的病情有多严重。她像是"世界上最幸福的人"，容光焕发。我想知道，在愿望得到满足后，她又会是什么样的反应。

我永远也忘不了她回到医院时的样子，她看起来很累，累得筋疲力尽，还没等我向她问好，她就开了口："别忘了，我还有个儿子没结婚呢。"

讨价还价是为了拖延时间，其中包含对"良好表现"的奖励，设定一个"最后期限"，比如最后一次演出，比如参加儿子婚礼。此外隐含了病人的一个承诺，即愿望一旦实现，就不能再提出更多要求。没有哪位病人会"信守承诺"，他们像小孩子一样，发誓说"饶了我吧，我再也不跟姐姐打架了"。不用说，这孩子肯定还会跟姐姐打起来的，就像那位歌剧演员，她也会再次尝试登台。她无法忍受离开舞台的日子，所以还没等牙拔光，就出了院。刚才提到的那位母亲也不愿意再见我们，除非我们答应帮她参加另一个儿子的婚礼。

大多数病人都跟上帝"讨价还价"，而且不愿意告诉别人，我们只能从字里行间猜出来。他们会私底下对驻院牧师说。在单独访谈时，我们惊讶地发现相当多的病人愿意"把自己奉献给上帝"或者"终身服务教会"，换来生命的延续。很多病人还承诺捐出自己的器官或者整个身体"用于科学研究"，条件是医生能运用科学知识延长他们的生命。

从心理层面上讲，这种承诺往往源于内心无声的愧疚感，如果病人的话没有被医护人员置之不理，那么对治疗就会很有利。如果细心的牧师和医生听得出病人的想法，就能搞清楚病人为什么心怀愧疚，是因为没有按时上教堂，还是一些更深层次的、不怀好意的念头。正因为如此，我们觉得让各个学科参与进来，有利于护理病人，比如牧师往往是最早发现病人情绪波动的人。随后，我们着手帮助病人从过分自责导致的恐惧和接受惩罚的念头中解脱出来，因为一旦"大限"已过，再讨价还价只会堆积更多的空头承诺，让病人越来越内疚。

第六章

第四阶段：抑郁

——但病人要经历的失落还远不止这些

世界在跨躇之心的琴弦上跑过去，奏出忧郁的乐声。

——泰戈尔《飞鸟集》第四十四首

当晚期病人再也无法否认自己的病情，当他被迫接受越来越多的手术和住院治疗，当症状越来越明显，身体越来越虚弱时，他的脸上再也没有了笑容。他的麻木、郁郁寡欢和怒火，都被强烈的失落感所代替。失落的原因各不相同，得了乳腺癌的女人担心身材走了样，患了子宫癌的觉得自己不再是个女人。那位歌剧演员得知面部要动手术，还有拔掉所有的牙，吓得不得了，一脸沮丧。但病人要经历的失落还远不止这些。

各种治疗加上住院，会给病人造成巨大的经济负担，最初还能小小奢侈一把，后来就只能满足基本需求了。最近几年，治疗和住院的高额费用迫使很多病人卖掉了仅有的财产，他们没有守住亲手盖的、用来安度晚年的房子，无力负担孩子读大学，梦想都化成了泡影。

有些病人由于缺勤太多，或者丧失工作能力，而被炒了鱿鱼。母亲、妻子不得不挣钱养家，孩子们得不到更好的照料。如果是母亲生了病，孩子也许会被送到亲戚家寄养，这会让病人更悲伤和内疚。

每个与病人打过交道的人，都见识过以上这些让病人抑郁的原因。不过我们常常会忘记，病人准备与这个世界永远说再见时，心头肯定怀着忧伤。如果要让我区分抑郁的两种情况，我会分成"反应性抑郁"和"准备性抑郁"，二者性质不同，要区别对待。

一个善解人意的人，毫不费劲就能弄明白病人抑郁的原因，能帮助他消除与抑郁如影随形的、不必要的愧疚。对那个觉得自己不再是女人的患者，我们可以恭维她某些独特的女性气质，即使做了手术，她仍然女人味儿十足。乳房再造术大大增加了乳腺癌患者的自信，社工、医生和牧师也可以和患者的丈夫谈谈患者的顾虑，让丈夫明白，有他的支持，妻子才更能恢复信心。与此同时，社工和牧师能伸出援手，帮助料理病人的家庭事务，特别是孩子和老人的安置问题。这些大事被妥善解决后，病人的抑郁心情就会一扫而光，比如第十章里我们采访的 C 太太就是个典型的例子。她当时极度抑郁，无法面对自己的病情和随时会降临的死亡命运，因为有太多人需要她照顾，她却无能为力。她已经无法再扮演以往的角色，但又没人来接替她。

后一种抑郁并非源于现有的损失，而是担心未来会失去的东西。面对忧郁的人、悲伤的人，我们的第一反应是试着给他们打气，劝他们不要光看到事物阴暗消极的一面，而鼓励他们看到生活中阳光的一面，关注多彩的、积极的东西。这么做也是出于我们自己的需要，谁能够忍受长时间瞅着一张张拉长的脸呢？对付第一种抑郁情绪时，这种方法很有效，比如我们可以告诉那位母亲，孩子们在父亲外出上班的时候，能在邻居家的花园开心玩耍，她还得知孩子们和以前一样无忧无虑，参加聚会，从学校带回不错的成绩单 —— 所有这些都表明，就算母亲不在家，家里生活也能照旧。

但是，当抑郁是因为将要失去一切心爱的东西，要做好准备接受残酷的现实时，鼓励和安慰就没那么有用了。我们不能鼓励病人只看到光明的一面，这意味着不让病人思考笼罩在前方的死亡阴影。也切莫叫病人不要悲伤，因为无论是谁，要是离开了心爱的人，都难免会悲伤。在这个过程中，病人会慢慢失去曾经拥有的一切，失去所爱的人，如果允许他宣泄自己的悲痛，他就更容易接受死亡，也会对那些静静陪伴他度过这个阶段的人心怀感激，而不是感激喋喋不休劝他振作起来的人。较之"反应性抑郁"，"准备性抑郁"显得悄无声息。如果是前一种情况，患者会比较愿意吐露心声，跟他们可以多聊聊天；后一种情况则恰恰相反，沉默就是最好的陪伴，和他们进行心灵的互动，最多轻轻地握一握手，或者抚摸发梢。此时，病人需要的也许是一次祷告，他已经不再纠缠于过去，而是专注于未来。这时如果访客太多，还都想让他打起精神来，反而会令他心情烦躁，对他没有丝毫帮助。

H先生的例子就能说明这一点。病人身边最亲近的人，特别是家人，因为没有意识到病人的情绪或者对此缺乏了解，导致病人原本抑郁的情绪变得更加糟糕。两种类型的抑郁在他身上都表现出来了：他很后悔，觉得自己身体健康时"一事无成"，明明有时间陪伴家人，却失去了机会，如今他再也不能为家人出力，所以感到很难过。由于身体日渐虚弱，无法继续成为家庭的顶梁柱，他的心情更加抑郁，就连最新的一种治疗方式都没能让他振作起来。几次访谈下来，我们发现他已经做好了告别人世的准备，但他仍然很伤感。他愿意迎接死亡，却被迫要挣扎着活下去。正是因为自己的心愿和家人的期盼之间出现了分歧，这位病人才陷入了悲痛和苦闷当中。

如果医护人员能够觉察到患者和其他人在观念上的差异，就能与家属交流，帮助患者和他的家人顺利度过这个阶段。此时，怀有抑郁心情是很正常的，而"准备性抑郁"有助于帮助病人在平静中迎接死亡。只有经历过痛苦和焦虑的病人，才能跨入这个阶段。如果家人能够理解，也能消除许多不必要的痛苦。

以下是我们与 H 先生的第一次访谈：

病人：需要我大声说吗？

医生：不用，没关系。要是我们听不清的话，会告诉你的。只要是你舒服，说多大声都行。H 先生说过，要是我能让他心头打起精神，他就能聊得开心，因为他一直在研究怎么跟人交流。

病人：之所以问一声，是因为我现在脑子有点儿昏，没力气。

医生：你说的在"心头打起精神"是什么意思？

病人：意思就是身体不舒服，但还凑合，如果心头有精神的话，会感觉好一点儿，就像听到个好消息什么的。

医生：你的意思是我们聊点儿好消息，不聊坏消息？

病人：你是说我们要聊这些吗？

医生：你不是这么说的吗？

病人：噢，我不是这个意思……

牧师：我猜他的意思是想得到一点儿精神上的支持。

医生：好吧，没问题。

病人：我的意思是，如果我坐在这儿超过五分钟，就可能会瘫下去了，因为我平时都很累，很少起床。

医生：好，那我们直接进入主题吧。

病人：好的。

医生：我们对你的情况一无所知。我们希望从病人那儿学习，把他们当作普通人一样交流，所以不会先去看病历本之类的。作为开场白，你能不能给我们做个简短的自我介绍，比如你的年龄、职业，还有你住院多长时间了。

病人：来这儿大概两个星期了，职业方面，我是个化学工程师。我拿过化学工程专业的硕士学位，此外，在大学里还选修过交际学。

医生：（录音不清）

病人：呃，也不完全是那样，我读书那时候有一门讲交际学的课程，等我读完，学校就不再开这门课了。

医生：我明白了。

牧师：你怎么会对交际学感兴趣呢？你是个化学工程师，是工作需要，还是个人的喜好？

病人：个人喜好。

医生：你这次是因为什么病住院呢？是你第一次住院吗？

病人：第一次住院。

医生：是什么病？

病人：其实是我的癌症需要接受进一步的治疗。4月份的时候我做过一次手术——

医生：今年4月份？

病人：在另一家医院。

医生：今年吗？那时你就被诊断出得了癌症吗？

病人：当时没有确诊，我要求转到这家医院，然后就来了。

医生：我明白了。你怎么知道这个消息的？你4月份就知道自己得了癌症吗？

病人：是的。

医生：你当时什么反应？他们怎么告诉你的？

病人：唉，当时是个沉重的打击啊。

医生：嗯，但是面对打击，不同的人有不同的反应。

病人：是的呀，比打击还可怕，他们说没什么希望了。

医生：一点儿都没有？

病人：一点儿都没有。医生说他父亲也动过类似的手术，在同一家医院，同一个医生，病人没有好转，没活一年半就死了。死的时候跟我现在的年龄一样。我只能等着这个悲惨的结果了。

医生：那确实太残忍了。也许因为这事儿发生在他家里人身上，所以他才那么说。

病人：是呀，结果很残忍，但也是因为他的确经历过这种事儿。

医生：你觉得他这么做情有可原，是可以理解的？

病人：是的。

牧师：他说这话的时候，你有什么反应？

病人：唉，心情当然很低落，我照他说的，待在家里，只休息，不做太多事儿。可我还是做了不少事儿，我也经常出门四处走走，你知道的，串串门，走亲访友。不过等我来这儿后，发现我的病还是有一线希望的，还有救，于是我发现自己之前做了错事，不该运动过量，早知道的话，我现在的身体肯定处于最佳的状态。

医生：你是怪自己做了太多事吗？

病人：没有，我不是这个意思，我当时不知道。没什么好责怪的。我不怪那个医生，因为他经历过了。我也不怪自己，因为我当时并不知道实际情况。

医生：去那家医院前，你有什么预感吗？出现过哪些症状？是觉得疼，还是觉得身体哪里出了大问题？

病人：我的身体越来越糟糕，有一天发现肠子出了问题，做了结肠造口术。

医生：噢，我是想问你对这次打击是否做了充分准备？你有

115

预感吗？

病人：完全没料到。

医生：一点儿也没有吗？你之前身体好吗，一直很健康？

病人：是的，直到我去医院。

医生：你为什么要去医院？

病人：只是想让医生瞧瞧，因为我总是一会儿便秘，一会儿又拉肚子。

医生：哦。你是想说，你根本没有料到。

病人：完全没有。但是医生看后，几小时内就安排我住了院，一周不到就动了手术，我猜情况有点不妙。

医生：这么说，情况很紧急。然后他们做了结肠造口术？

病人：是的。

医生：那也不轻松，是吧？

病人：嗯？

医生：那手术也不简单吧？

病人：噢，不，结肠手术很简单。

医生：简单吗？

病人：只不过这还不算完。也就是说，结肠手术牵出了其他的毛病，这些毛病就不太好了。

医生：什么都是有关联的。我猜结肠造口术让人疼痛难忍，但是跟生与死的问题比起来，就算不了什么了。

病人：当然，只要能活着，那根本微不足道。

医生：听到这个消息后，你肯定一直在想自己去世的时候是什么样子，你还能活多久。你是如何面对这些问题的？

病人：这个嘛——其实我之前经历过很多痛苦，所以这次也没什么大不了。我就是这么想的。

医生：真的吗？

牧师：很多痛苦？

病人：在某个阶段，经历过一些。

牧师：你能具体说说吗？

病人：噢，没问题。

医生：你的意思是你经历过一些丧亲之痛吗？

病人：是的。我的父母相继去世，接着我兄弟也死了，然后是我二十八岁的女儿，她死后留下两个小孩，我和妻子照顾了他们三年，直到去年12月份。小孩对我的打击最大，因为看着他们，我就想起死去的女儿。

牧师：她的孩子住在你家。她的死因是什么？

病人：死于伊朗的严酷气候。

牧师：当时她在国外？

病人：那地方一年到头酷热，最阴凉的地方也有四十九摄氏度。

牧师：她那时离开了家？

病人：她受不了家里严格的生活。

医生：你还有子女吗？她是你唯一的孩子？

病人：噢，不，我们还有三个孩子。

医生：还有三个吗，他们都好吧？

病人：挺好的。

医生：他们还好吗？知道我为什么问这个吧？你算是人到中年了，虽然我不清楚你的具体年龄，但对一个中年人来说，失去父母也很正常。当然，女儿去世是一件令你痛苦的事，孩子的死通常会带来痛苦。可你为什么说，因为失去了这么多亲人，你自己的生命就变得不重要了呢？

病人：我答不上来。

医生：这不是自相矛盾吗？因为要是你的生命不重要，那失去它也无所谓，对吧？明白我为什么提这个问题了吧？

牧师：我在想，这是否是他的本意。你想告诉我们的就是这个吗？我不太确定。我刚刚听你说，你得知自己患上了癌症，这又是个打击，因为之前你失去那么多了。

病人：噢，不，我不是这个意思。我想说的是，除了癌症，我受过这些打击。但我现在想说，呃，刚才我曾闪过一个念头，很重要。你问过我，为何明明还有三个孩子，自己却不想活，只想死。

医生：我提这个，是想让你看到生命中光明的一面。

病人：嗯，好吧，但我不知道你是否意识到，打击一个接一个来，不仅对当父亲的有影响，对整个家庭也是。你说呢？

医生：的确也是。

牧师：这么说，你妻子也经历了一段痛苦的日子？

病人：我的妻子和我的孩子，每一个孩子。所以我成了这样子，跟待在停尸房有什么区别？

医生：是会持续一段时间。

（声音混杂）

病人：坏事一直来，我看令人痛苦的事儿似乎没完没了。

医生：H先生的意思是，痛苦这么多，再也接受不了更多的打击了。

病人：就是。

医生：那我们该怎么帮你呢？谁能帮你？有没有谁愿意

帮你?

　　病人: 我觉得有。

　　医生: (录音不清晰) 有人帮过你吗?

　　病人: 我没问过别人, 除了你。

　　医生: 有人跟你聊过这些吗, 像我们今天这样?

　　病人: 没有。

　　牧师: 家里还有其他人去世吗? 你女儿去世, 有谁知道吗? 你跟人聊过吗? 或者你的妻子跟人聊过吗? 难道只有你们两人知道, 没有告诉外人? 你们没找别人谈吗?

　　病人: 没怎么谈过。

　　牧师: 把痛苦都藏在心里?

　　医生: 你妻子还跟当时一样痛苦吗? 还是已经从打击中恢复过来了?

　　病人: 谁知道呢。

　　医生: 她不爱说话吗?

　　病人: 她只是不谈这件事。她其实爱和人聊天, 她是个老师。

　　医生: 她是个什么样的人?

　　病人: 呃, 她有点儿胖, 很精神, 是那种一开口就能吸引学生的老师, 教出了很多得意弟子。

医生：真厉害。

牧师：的确不容易做到。

病人：可不是嘛。

医生：嗯。

病人：她对我，对这个家，都特别上心。

医生：听了你的描述，我觉得她是那种稍微一点拨，就能把心里话讲出来的人。

病人：没错，连你都这么想。

医生：是你害怕跟她聊这些，还是她故意回避？

病人：什么？

医生：你们俩是谁不愿意谈这个事？

病人：噢，其实我跟她谈过几次。她说要去国外带那两个孩子。所以她连着两个夏天都去了那儿，包括去年夏天。当然，路费是女婿出的。外孙们跟我们一起待到12月份才回去，去年圣诞节，我妻子是在那儿过的，今年夏天又去住了一个月。她本打算住两个月，因为我的原因，只住了一个月，因为我那段时间在家养病。

牧师：我在想，你是不是觉得妻子操心着外孙的事儿，所以不愿跟她聊太多自己的病情。这是否影响了你跟她的沟通，你怕说出来会加重她的负担？你是这样想的吗？

病人：我跟她之间还有别的问题，尽管像我说的那样，她是个外向的人，但我还是很担心，她觉得我做得还不够好。

医生：哪些方面？

病人：我赚的钱不够多。要养活四个孩子，唉，她肯定会那样想。她觉得我应该像女婿那样，你知道的。她还觉得我家小儿子养得不够好，他有个明显的遗传缺陷。一直到现在，她还因为这个怪我。

医生：因为这个怪你？

病人：是的。

医生：你家小儿子做什么工作？

病人：他曾经在海军陆战队服役，后来退伍了。

医生：现在做什么呢？

病人：还在找工作吧，之前当的勤杂工。

牧师：你另外两个孩子呢？

病人：说到二儿子，她也怪我。因为他在学校读书时读得很吃力。她觉得要是有人能督促他一下，引导他一下，你知道的，我妻子精力旺盛得像一台永动机，这样的话，儿子的成绩肯定能名列前茅。当然啦，我想她迟早会意识到这是不可能的。这还是遗传的问题。大儿子学得不错，因为她一直对他逼得很紧，他快要拿到电子学的学位了。

牧师：因为她逼得紧？

病人：噢，他很聪明，相比之下，我女儿也还行。

牧师：你又一次提到了遗传。你觉得遗传缺陷来自你们哪一方？你的话让我觉得好像来自你这方面，或者你妻子暗示过是你的问题。

病人：呃，我不知道这方面她是不是向我暗示过。她应该不会觉得是遗传的问题。她只是认为我没有尽到父亲的职责，做得不够好。空闲的时候，我还是该多做点事儿。我不该一心只想着赚钱，虽然那确实是生活的主要目标。她一直支持我，但也常常怪我不够尽责。我一年至少应该挣一万五千美元。

医生：我有一种感觉，H先生是想说他的妻子有用不完的精力，她想让你和孩子们都能跟她一样。

病人：就是。

医生：要是你不能跟她一样，她就无法接受……

病人：是的。

医生：那就是随时都得有精神，要不然她就会说，瞧瞧我们家的女婿，他能赚钱，精力也好得不得了。

病人：不光是女婿，每个她认识的人都这样。

医生：所以总拿他们跟 H 先生做比较，加之他又生了病，身体越来越虚弱……

病人：你说什么？

医生：当你生了病，越来越虚弱，精神头也越来越差了，钱也赚得少了。

病人：其实我跟她提过这个。我快四十了，开始力不从心了，我告诉自己，天哪，如果现在就已经这样，以后还不知道会怎么样呢，她可是精神头越来越足。

医生：噢，那可不太妙？

病人：因为她越活越有精神。

医生：也就是说，你的日子更难熬了。她会不会受不了坐轮椅的人？

病人：她特别受不了脑子不聪明的人。

医生：这样的呀……你身体状况虽然不佳，但脑子还聪明呀……

病人：嗯。

医生：但她是不是也无法容忍一个身体状况不佳的人……

病人：嗯。

医生：幸亏你脑子还聪明。

病人：这样说吧，我们家说的聪明，得把聪明应用到实践里面。那才是她想要的。

牧师：照你的意思，是成功。

病人：成功，就是。

医生：哦……

牧师：他们不仅要能力强，还得做出点儿成绩。我听出来了，如果她坚持这样的想法，你就没法跟她聊聊自己，谈论自己的病情。

病人：对，也不能提孩子们的事儿。

牧师：我对此有些担心。

病人：孩子们也被束缚了，我觉得，他们只能按母亲的要求生活。她除了是一个老师，还是个出色的裁缝，能量体裁衣，利用周末做出一件男士西装，你绝对没见过这么好的西装，值二百五十美元。

医生：但那会让你感觉……

病人：我的感觉是，对我来说，她无论多优秀都无所谓，因为我崇拜她——该怎么说呢——我把她当成自己的偶像。只要她不逼我跟生病前一样，我就无所谓。

医生：嗯。那当时你是如何接受自己病情的呢？

病人：这确实是个问题。

医生：这也是我们想解决的，怎么帮你才……

病人：这是主要的问题——因为要是你得了病，受病痛折磨，还没有从之前的打击中恢复过来，而跟你一同生活的那个人却能把这些打理得妥妥当当，你瞧，比如我不知道怎么从女儿去世的痛苦中走出来，有人就会对我说："抬起脑袋，乐观点嘛！"她就是个乐观的人。

牧师：要是你忙得团团转，就不会停下来想这些了。

病人：没错。

医生：可他已经准备好要去想这些，跟人聊这些了。你要开口说出来，你得找人谈谈。

病人：你的话才说一半，就被她打断了。根本没机会跟她谈这些事儿。

牧师：我猜你是个信仰坚定的人。

病人：我自己想过很多次，想该如何解决这些问题。我是个工作勤奋的人，跟她希望的一样。我一直很努力，我一直是个聪明的学生。读大学的时候，修的课程不是得"优"就是"良"。

牧师：我听你刚才说自己脑子聪明，但你又明白勤奋工作并不能解决生活中的问题。你把对生与死的思考截然分开了，你还记得吗？

医生：你想过死吗？

病人：想过。你有什么建议吗？

牧师：我想知道你对生与死之间的关系有什么看法。

病人：这个嘛，不得不承认，我从来没有真正把死亡当作一回事，但我想过，现在这样子，活着也没什么意义。

牧师：没意义？

病人：要是我明天就死了，我的妻子会跟平时一样活得好好的。

医生：就像什么都没有发生过？

病人：我是这么觉得。她的生活不会受任何影响。

牧师：跟她面对其他人的死亡一样？还是有点区别？

病人：我女儿死后，她就去照顾外孙了。但如果我们没有孩子，她的生活不会有什么改变。

牧师：是什么给了你勇气，说转到这家医院是件不错的事儿，让你有了活下去的希望。（是因为）他们说有办法，而且正在努力（吗？）。是什么激发了你求生的欲望？除了觉得活下去没意义，你心头一定有什么得到了满足，让你渴求生存。是信仰吗？

病人：也许是一种盲目的期待吧，我的教友们给了我很大的支持。我参加长老会的活动已经很多年了，在那儿，我能做些小事儿，就是妻子不太喜欢，像是参加唱诗班、在主日学校教课等等。这些让我觉得自己还能做点儿事儿，还是一个对社会有用的人，对我自己也很有帮助。可是妻子觉得我做的这些事太琐碎，毫无意义，因为赚不到钱。

医生：那是她的看法。你还是觉得很值得吧？

病人：我觉得值得，非常值得。

医生：你瞧，我就说这个很重要。就是你仍然活得有价值。所以我才认为心里怀着希望对你来说意义重大。你还想活下去。你还不想死，对吧？所以你才来了这家医院。

病人：是的。

医生：死亡对你来说意味着什么？这问题很难，但也许你能试着回答一下。

病人：死亡对我来说意味着什么？

医生：死亡对你来说意味着什么？

病人：死亡。这意味着不能再做有意义的事情。我所说的有意义，跟我妻子说的不太一样。我不是指能赚钱。

牧师：你是指在唱诗班唱歌、在主日学校上课，能跟人交流那一类的。

医生：是的。

病人：我一直积极参与社区活动，各种各样的活动。正因为如此，我才觉得现在的生活没什么意思。我同意那个医生的说法，他说我再也没机会做那些事了。

医生：那你此刻在做什么呢？

病人：什么意思？

医生：你此刻在做什么，在这儿？

病人：我此刻在做的，是跟你们交换意见，看能不能帮得上我。

医生：这就很有意义呀，既能帮到你，又能帮到我们。

牧师：在他看来有意义，他太太不一定这么认为。

医生：是呀，（笑）所以我才要说清楚。你是想告诉我们，只要你觉得自己还有价值、能做有意义的事，活着就有意义。

病人：但你也知道，要是有人能欣赏你做的事，那就更完美了，尤其是你爱的人。

医生：你真觉得没其他人欣赏你做的事吗？

病人：至少我妻子不会。

牧师：我猜他也会这么说。

医生：那孩子们呢？

病人：我觉得他们能懂我。但妻子的想法更重要呀，她可是我老婆。尤其是我还很崇拜她。她那么可爱，而且她那么有活力。

牧师：你从结婚后就一直这样吗？还是在你经历了人生的打击之后才注意到的？

病人：一直这样。其实在经历悲伤与失落后，情况反而好些了。比方说现在，她对我就挺不错。自从我住院以后，其实她一直都这样。每次我生病或者不舒服，她就对我好上一阵子，真心实意地。但没过多久，她就会觉得我是个懒虫，光休息不赚钱。

牧师：好吧，你怎么看待生活中发生的事呢？你说你爱上教堂。你对这些事是怎么看的呢？你对生活的态度，也就是一些人口中说的信仰，是什么呢？上帝在其中扮演了什么样的角色？

病人：噢，首先我是个基督徒，基督像是一个调解人。这很简单。每次我坚持这种态度，事情总能得到很好的解决。我得到了解脱——和人有关的事情，我都能找到解决方案。

牧师：其实他想表达的是，他和妻子之间缺少一个调解人。你刚刚提到基督帮你解决了很多问题。你有没有想过，用这个来解决你和妻子的问题，你们婚姻的问题？

病人：我试过，也不知是好还是坏，我妻子的精力太旺盛了。

牧师：听你这番话，你妻子的确精力充沛，忙得生活中都没有了上帝的位置。没有调解人的位置。

病人：对她来说是的。

医生：你觉得她愿意跟我们当中哪一个聊聊吗？

病人：换作是我，肯定愿意。

医生：要不你问问她？可以吗？

病人：我妻子从不会看什么心理医生，尤其是跟我一起去。

医生：嗨！心理医生有什么好害怕的。

病人：就是怕聊到我们刚才说的那些。我觉得她把那些都藏在心里了。

医生：好吧，我们看看能不能聊出些什么来。万一有用呢。方便的话，我们以后还来看你，怎么样？

病人：你是说来看我？

医生：来探望。

病人：到我的病房？

医生和牧师（同时）：嗯。

病人：我周六就出院了。

医生：噢，那我们可得抓紧时间了。

牧师：要不你回来复诊的时候，就去见见这位医生？

病人：估计不行，但我尽量吧，主要是距离太远了。

医生：那，要是我们只能见今天这一面，你不如提点儿问题吧。

病人：我觉得参加这次访谈的最大收获，是聊到了很多我从来没想过的问题。

医生：我们的收获也很大。

病人：我觉得 R 医生提出了一些很好的建议，你也是。但我心里清楚，除非出现医学奇迹，我的病是无药可救了。

医生：你害怕吗？

病人：害怕？

医生：我没有感觉到你心里有任何恐惧。

病人：没有，我不怕，原因有两个，一是我有坚定的宗教信仰，之所以坚定，是因为我已经把信仰传给了其他人。

医生：所以你说自己不怕死，也做好了接受死亡的准备。

病人：是的，我不害怕死亡，但我倒是有点儿怕继续从事我之前的工作。因为，我其实不太喜欢当工程师，也不爱跟人打交道。

牧师：所以你才对交际的学问感兴趣。

病人：有这个原因。

牧师：让我最吃惊的，不是你说自己不怕死，而是你提到你和妻子的关系时表现出来的担心和遗憾。

病人：我遗憾了一辈子，因为没能跟她好好沟通。你说得对，如果刨根问底的话，我为什么学习交际学，我也不太确定，但百分之九十九是为了能和妻子多一点儿交流。

医生：你想跟她沟通，没做到吗？你从来没有想过寻求专业人士帮助吗？我有种预感，这个管用，能解决问题。

牧师：所以明天的见面很重要。

医生：对呀，对呀……我觉得不是没有希望了，还可以挽回。你还有时间做点什么。

病人：嗯，只要我还活着，就应该怀着生的希望。

医生：对。

病人：但活着还不够，还得有生活的质量，以及活得有目标。

牧师：好吧，我很高兴有机会与你畅谈。晚上我下班回家前，会再来看看你。

病人：我很期待……噢……（病人还不愿离开）……你说要问我几个问题，你还没问呢。

医生：是吗？

病人：嗯。

医生：我忘了要问什么了。

病人：从你刚刚说的，我猜你不只负责这次访谈，但是——这么说吧，你从事的到底是什么工作呢？里面似乎既有宗教，也有精神病学。

医生：噢，我明白了。你瞧，人们对我们从事的工作有不同看法。我最感兴趣的，是与病人和重症患者交谈。我想对他们多一点了解，想教医院的医护人员更好地帮助他们，那么唯一的办法，是让病人当我们的老师，你说呢？

牧师：你还有什么问题吗？有关宗教方面的……

病人：嗯，有几个，比如，病人心里难受的时候，一般只想找牧师，而不会求助心理医生。

医生：没错。

病人：对了，忘了是你们还是别人，问过我怎么看待牧师的工作。我想说，当我半夜想找牧师的时候，却发现没有值夜班的牧师，我就惊呆了。我是说这简直难以置信。因为，人们什么时候最需要牧师？只有在夜里。只有在那时候，人们才会摘掉拳击手套，露出真实的自己。只有那个时候，人们才需要找牧师。特别是午夜十二点以后……

医生：凌晨时分。

病人：如果画成一个图表的话，最大值往往出现在凌晨三点钟。应该像这样，我按下呼叫器，护士来了，我告诉她："我想见牧师。"五分钟不到，牧师就会出现，然后我们开始……

医生：真正的交流。

病人：对。

医生：这就是你想让我问的吧，你对驻院牧师的工作满意吗？我明白了，我旁敲侧击地问过，问谁曾经帮助过你，有没有人帮过你。当时你没提到牧师……

病人：教堂也存在这样的问题，当有人要找神父的时候。

医生：嗯。

病人：通常也是在三点钟，想找神父倾诉。

医生：N 牧师可以回答你这个问题，他昨晚几乎通宵探视病人。

牧师：我倒是不太愧疚，昨晚我只睡了两个小时。不过，我还是很感谢你说这番话，我觉得我们还可以进一步交流。

病人：我觉得交流比什么都重要。

牧师：还有真诚地关心那些需要帮助的人。

病人：没错，长老会的牧师就是这样的人，他主持过我父母的婚礼。他从来不觉得帮助别人是一种负担。我见到他的时候，他已经九十五岁了，他的听力、视力还是跟从前一样好，跟他握手，会感觉到二十五岁年轻人的力道。

牧师：这也说明了你为什么对某些经历感到失望。

医生：这正是访谈的作用之一，弄清一些事儿，让工作更有效率。

病人：是呀，当你想找人倾诉的时候，可能更多想到的是心理医生，而不是牧师——这真是件奇怪的事儿——因为牧师是不收费的，心理医生怎么说也要收点儿费用。想想倒也是，这家伙靠这个赚钱，不论白天、晚上，什么时候找他都行，只要你出钱。你可以约心理医生在晚上见面，但你敢大半夜把牧师从床上拖下来吗？

牧师：你似乎有过类似的经历。

病人：我们教区的牧师是个好人，可惜他有一大堆孩子，至少有四个吧。那他什么时候有空出门呢？他们说神学院里有些年轻的学生，但人数其实也不多，很难让他们帮教会开展教育工作。不过我觉得要是教会的体制更灵活些的话，会吸引更多的年轻人。

牧师：我觉得我们今天谈了一些和主题不太相关的话题。改天我和他再聊聊教会体制改革的问题。我很赞成他的一些观点。

医生：是呀，很高兴他提到了这个，这也很重要。你对这儿护士的工作满意吗?

病人:这儿的护士?

医生:对。

病人:好吧,其实每天夜里我想见牧师,是因为白天总要遇上一个不称职的护士。这儿有些护士工作效率还是很高的,但她们对待病人的方式却有点儿问题。跟我住一个病房的病友就说过,要不是那个护士,我康复的速度会快一倍。她每时每刻都跟我对着干,你懂我意思吧?我走进去说,你能帮我个小忙吗?我想吃点东西,因为我得了溃疡,肝还有点毛病。她却说,我们正忙着呢,你随便吧。想吃东西就去吃,不想的话,就别吃。还有个护士,人倒是挺好,也愿意帮忙,可就是从来都不笑。像我这样的人,习惯把笑容挂在脸上来表达一种善意,所以每次看到她那样子都觉得难受。每天晚上她进病房的时候,总是板着脸。

医生:你的病友情况怎么样?

病人:自从他戴上了呼吸机,我就没怎么跟他说过话了。他应该很快就会好起来,他的问题没有我的多。

医生:还记得吗,一开始你说自己最多只能谈五分钟或者十分钟,时间久了你就累得很。坐到现在,你没有不舒服吧?

病人:好像还行。

医生：你知道我们聊了多久吗？一个小时。

病人：我从来没想到自己能支撑一个小时。

牧师：差不多了，我们不能让你太累了。

医生：对，今天就到此为止吧。

病人：该聊的都聊到了。

牧师：我回家之前，大概吃晚饭的时候，会再去看你。

病人：六点左右吗？

牧师：五点半到六点之间。

病人：太好了。你可以帮我吃个饭，那个护士太坏了。

牧师：好的。

医生：谢谢你能来。非常感谢。

对 H 先生的访谈是我们所说的"开诚布公式"访谈的典型例子。

此前在医护人员眼中，他是个阴郁而不善言辞的人，他们猜他不会接受我们的访谈。一开始，他提醒我们说自己可能坐不了太久，最多五分钟就累了——然而整整一个小时访谈过后，他还意犹未尽，身心都很畅快。他经历过很多打击，最严重的是女儿死在了异国他乡。不过，最让他难过的，还是失去了对生的希望，起因是某个医生对他病情的描述："……一点儿（希望）都没有。医生说他父亲也动过类似的手术，在同一家医院，同一个医生，病人没有好转，没活一年半就死了。死的时候跟我现在的年龄一样。我只能等这个悲惨的结果了……"

H 先生没有放弃，他主动转到另一家医院，那里的医生说他还有希望。

访谈过程中，H 先生告诉了我们另一件让他绝望的事，那就是他无法让妻子认同他的兴趣和价值观。妻子常常让他觉得自己是一个失败者，责怪他没有帮助子女在学业上取得进步，也没为家里赚回更多的钱。他很清楚，要满足妻子的要求、符合她的期望，已经来不及了。随着他日渐虚弱，无法继续工作，回顾自己的一生，他越来越发觉夫妻俩在价值观上存在差异，这种差异像是一道鸿沟，深得让两人无法沟通。这一切，发生在他因女儿去世而悲伤的过程里，并重新唤起了他在父母过世后所经历的悲伤。听着他的讲述，我们感觉他的心头有太多的悲痛，实在不能再添一些伤心事了 —— 所以有很多关键的内容都没有聊到，我们希望这样做能给他带来一点儿安慰。不过，虽然他心情低落，却仍然保持着自豪感，以及对自我价值的认可，尽管他的家人并不这么觉得。所以虽然我们帮不上太多忙，但还是希望能促成他和妻子最后再沟通一次。

我们终于弄明白为什么医护人员都不清楚 H 先生是否了解自己的

病情。相比花时间研究自己得的癌症，H 先生把更多的精力放在了思考他这一生的意义上，并且寻找机会把他的观点分享给生命中最重要的人——他的妻子。他之所以情绪低落，不是因为自己得了绝症，而是因为他还没有从失去双亲和爱女的悲痛中走出来。对一个无病无灾的健康人来说，稍有疼痛就受不了，但对一个被伤痛掩埋的人来说，这疼痛根本算不了什么。尽管如此，我们觉得只要找对了与 H 太太沟通的方式，或许 H 先生的苦痛能有所减轻。

第二天早上，我们见到了 H 太太，跟 H 先生描述的一样，她是一个体格健壮、精力充沛的女人。她向我们证实了丈夫头一天说过的话，而且几乎一字不差："要是他死了，我们会跟平时一样活得好好的。他身子很虚，连草坪也修剪不了，说不定要晕倒。农场上的男人跟他完全不一样，他们肌肉发达、强壮有力。他们从日出忙到日落。他不大会赚钱……"是的，她明白丈夫活不了多长时间了，但是不能把他接回家。她打算送他去一家疗养院，偶尔去看看他……H 太太急匆匆地说完这些话，就像是一个杂事缠身的女人，受不了被人打扰。也许那时我有点儿急躁，又或者是体会到了 H 先生的绝望，但我还是尽量用自己的语言把她的话做了一番总结，简而言之，H 先生没有达到她的要求，很多方面都不尽如人意，他要是死了，没人会伤心。看看他这辈子的生活，都没有什么值得让人记起的……

H 太太突然瞪着我，情绪激动得几乎快要吼起来："你说的这是什么话，他是这世上最正派、最忠诚的人了……"

我和她坐下来谈了几分钟，我给她讲了她丈夫在昨天的访谈中讲的一些话。H 太太承认在那些方面，她从来没有考虑过丈夫的感受。她承认丈夫的这些优点。我们一起来到病房，H 太太重复了一遍刚才在我的办公室说过的话。我永远也忘不了 H 先生那张深陷在枕头里的苍白的脸，忘不了他脸上期待的样子，忘不了他表情中对我们能直抒胸臆的惊喜。然后，他的眼睛湿润了，因为他听到了妻子在说："……我告诉医生你是这世上最正派、最忠诚的人，这年头像这样好的人已经很难找到了。待会儿回家的路上，我们一起去教堂，看那儿还有什么你能做的，做点儿有意义的事儿。接下来几天，你有的忙了……"

她一边陪丈夫说话，一边帮他收拾东西，准备出院，语调中带着暖意。我离开病房时，他对我说："只要我还活着，就永远不会忘记你。"尽管我们都清楚，这不会维持太长时间，但至少这一刻，会化作永恒的记忆。

第七章

第五阶段：接受
——"漫长旅途前最后的休息时间"

———————

我已经请了假。弟兄们，祝我一路平安罢！我向你们大家鞠了躬就启程了。

我把我门上的钥匙交还——我把房子的所有权都放弃了。我只请求你们最后的几句好话。

我们做过很久的邻居，但是我接受的多，给予的少。现在天已破晓，我黑暗屋角的灯光已灭。召命已来，我就准备启行了。

——泰戈尔《吉檀迦利》第九十三首

如果病人尚有足够的时间（即不是猝死），并且在前面几个阶段中已经得到过一些帮助，那么他将会进入下一个阶段，对自己的"命运"既不绝望，也不愤怒。他表达过了自己的感受：嫉妒活着的、健康的人，忌恨所有不必这么早就面对死亡宿命的人。他哀悼过了即将告别的亲人和美好生活，开始带着几分期待，思考生命的终结。他很累，很虚弱。他爱打盹儿，睡觉的次数增加，但时间很短，说明与抑郁阶段相比，睡眠的目的不一样了。这个阶段的睡眠，不是为了逃避现实，或者是在病痛、不适和瘙痒的间歇休息一下，而是睡得像刚出生的婴儿一样，只是婴儿睡得越来越短，病人睡得越来越久。对病人来说，这不是一种屈服和绝望的"放弃"，也不是想表示"有什么用呢？"或者"我再也坚持不下去了"，尽管我们听他们这样说过（这也许说明病人开始放弃抗争，但放弃并不一定意味着接受）。

不要误以为进入接受阶段，病人就会快乐起来。他们什么都感觉不到了，似乎痛苦已经过去，斗争已经结束，迎来了前文一位病人所说的"漫长旅途前最后的休息时间"。在这个阶段，与病人相比，家属更需要帮助、理解和支持。临终病人已经找到一丝安宁，开始接受现实，对一切都失去了兴趣。他喜欢一个人待着，或至少不受外界的消息和问题打扰。病人不太愿意有人探望，即使有人来，他也不再健谈。他要求限制访客人数，希望探视时间不要太长。这个阶段，电视一般处于关闭状态。交流从有声变成无声。病人会打一个手势，邀请我们坐下。他会握住我们的手，一起安静地坐一会儿。对于见惯了临终病人的访客来说，这种沉默也许是最有意义的交流。我们可以一起聆听窗外鸟儿的歌唱。有我们的陪伴，病人坚信自己不会孤独地走向生命的终点。我们告诉病人，重要的事都得到了妥善处理，一切尽在不言中，剩下的只是时间问题，直到病人闭上双眼、与世长辞。在病人虚弱得说不出话来的时候，轻握一次他的手，看一眼他，或者靠在他的枕头边，都能比"嘈杂"的话语更能让他安心，让他知道自己没有被人抛弃。

夜晚是探视病人的最佳时间，因为无论对客人还是病人，都意味着一天的结束。这时候，医院的呼叫器不再响起，护士不会进来量体温，清洁工也停止了拖地——就在这个短短的私密时段，医生结束了当天最后一次查房，再也没有人来打扰。只需要很短的探视时间，就能让病人感受到一丝慰藉，虽然已无能为力，但我们并没有遗忘他。这份慰藉让访客们也得到心理安慰，让他们明白死亡并不那么令人恐惧、令人避之不及。

有些病人会战斗到最后一刻，他们与病魔抗争，坚持生的希望。这些病人不太可能进入这个阶段。有一天，他们会说："我坚持不下去了！"然后放弃战斗，撤出战场。换言之，他们越是抗争，越是躲避死神的降临，就越想否认现实，越难平静而体面地进入最后这个接受阶段。家属和医护人员认为他们很坚强、不服输，鼓励他们勇敢地抗争到底，还在交谈中暗示，接受死亡是一种懦弱的表现，像一个骗子，会遭到家人的唾弃。

那我们要如何看出某个病人是否"过早地"放弃了抗争呢？尤其是我们觉得若他再稍微坚持一下，配合专业的治疗，就能活得更久的时候？我们又该如何判断病人进入了接受阶段呢？不然的话，病人原本期望在安宁中平静离开，我们却违背他的心愿，一心还想着延长他的生命。如果不能区分这两个阶段，我们做得越多，对病人越无益，我们会陷入挫败感，带给病人的也会是一段痛苦的死亡经历。W 太太的例子就能证明这一点。

W 太太，五十八岁，已婚，因腹腔有恶性肿瘤而入院治疗。她饱受疼痛折磨，坐立不安。不过，她能够勇敢地面对病情，保持自己的尊严。她很少抱怨，尽量不麻烦别人。只要是自己能做到的，她都拒绝帮忙。她的乐观和面对死亡时的从容，给医护人员和家人留下了深刻印象。

她最后一次入院后不久，突然变得很消沉。医护人员为此感到不解，于是请求对她进行心理疏导。我们去的时候，她不在病房里，几个小时后我们再去，她还是不见人影。最后，我们在 X 光室外的走廊上找到了她。她躺在一张担架上，看样子很痛苦。短短一番交谈后，我们得知她刚刚做了两次长时间的 X 光检查，现在等着拍其他的片子。她的背上长了个疮，让她感觉很不舒服，过去的几个小时里，她没吃东西，也没喝水。更让她难受的是，她急着想去一趟洗手间。她的声音低得几乎听不见，说她自己"疼得快麻木了"。我提出搀扶她去附近的洗手间时，她看着我，脸上第一次露出微笑，说道："不用了，我没穿鞋。我可以等回到病房。我自己能上洗手间。"

短短几句话，告诉了我们她需要的是什么：尽量自己照顾自己，尽可能地保持尊严和独立性。她很愤怒，因为别人在不断地挑战她的忍耐力，让她几乎在公共场所尖叫起来，差一点儿就在走廊上方便了。但当着那些"尽职尽责"的陌生人，她的眼泪几乎夺眶而出。

过了几天，在换了一个舒适点儿的环境后，我们和她进行了交谈。显然她变得越来越疲惫，随时准备迎接死亡。她简单聊了聊自己的孩子，又提到她的丈夫。要是她死了，丈夫将继续他的生活。她坚持认为自己的生活，尤其是婚姻，既幸福又美满，没有留下什么遗憾。她希望能静静地死去，不受任何人打扰——哪怕是她的丈夫也不要插手。她说自己硬撑着活下去的唯一理由是丈夫还不能接受她即将死去的事实。她很生气，气他不敢面对，气他对自己愿意放弃的生命还紧紧抓住不放。我整理了一下她的思路，问她是不是想远离世间的纷纷扰扰，她点头表示同意，于是我留下她一个人，告辞离开。

同时，病人和我不知道外科医生和她的丈夫正在开会。医生们认为再动一次手术可能会延长她的生命，于是丈夫恳求他们尽一切努力"扭转事态"。他难以接受失去妻子的事实。他更无法理解妻子为什么不想再和自己待在一起。她需要远离人群，轻松地赴死，但丈夫认为这样做是逃避，是拒绝，简直不可理喻。没人告诉他这很正常，其实是一件好事，也许表明临终的病人已经找到了内心的宁静，正准备好独自面对死亡。

医疗小组决定下周给病人动手术。W太太听到这个消息，病情迅速恶化。几乎在一夜之间，她的止痛药剂量就翻了一倍。常常是刚打完针，她就要吃药。她变得焦躁不安，经常叫人帮忙。她和几天前判若两人，再也不是那个因为没有穿拖鞋就不去洗手间的优雅女士了！

行为的变化应该引起我们警觉：那是病人在向我们传递某种信息。病人不太可能公开拒绝一次能延长生命的手术，尤其是面对一脸恳求、几乎要绝望的丈夫，还有希望母亲再回一次家的孩子们。最后还有一点我们不能忽视，那就是虽然病人身陷死亡的阴影中，却始终抱有一丝被治愈的希望。正如前文所提过的，接受死亡的宿命，但留出一扇希望之门，才符合人类的本性。因此，仅仅听病人的一面之词是远远不够的。

W 太太明确表示自己不希望受到打扰。得知要动手术，她的痛苦和不安加剧了。随着手术日期临近，她越来越焦虑。我们没有权力取消这次手术，只能对此事持保留态度。我们很确定，病人并不愿意接受这次手术。

W 太太没有勇气拒绝手术，也没有在手术前或者手术过程中死去。她在手术室里表现得精神错乱，说自己遭到了迫害，还不停地大喊大叫。终于，在手术开始前的几分钟，她被送回了病房。

显然，她陷入了幻觉，眼中产生了错觉，脑子里冒出一些虚妄的念头。她看起来受到了惊吓，有些茫然，冲着医护人员胡言乱语。但在她神经质的举止背后，仍然透露出一丝清醒和有条不紊，比如她一回到病房，就要求见我。第二天，我来到她的病房，她看着手足无措的丈夫对我说："告诉这个男人，给他说清楚。"随后，她转身背对着我们，显然是想一个人待着。那是我和她丈夫第一次交谈，他有些语无伦次，不明白向来端庄优雅的妻子为什么突然变得如此"疯狂"。他接受不了妻子每况愈下的病情，也不明白跟我聊一些"疯狂的对话"有什么作用。

这位丈夫眼里闪着泪光，他告诉我，这个突如其来的变化把他弄蒙了。他说两人的婚姻很美满，所以才无法接受妻子患上绝症。他本来希望手术后，夫妻俩可以重新回到"亲密无间"的婚姻生活。可他的美梦破碎了，妻子不理他，还做出如此怪异的举动。

我问他是否知道病人的心愿，他沉默地坐着，开始慢慢意识到自己从来没有听过妻子的想法。他一直想当然地以为夫妻俩的愿望是一致的。他理解不了病人进入某个阶段后，会把死亡看作一种解脱，要是同意和帮助病人逐渐摆脱生活中重要的人和事，就能令其更轻松地告别人世。

我们在一起谈了很久。随着谈话的深入，情况逐渐明朗，我们开始抓住重点。他聊了很多往事，证明妻子确实曾经试着把自己的心愿告诉他，但他没有听进去，因为那与他的想法不一致。告辞的时候，W先生的表情轻松了许多，并且谢绝我们陪同，独自回到妻子的病房。他感觉自己可以坦诚地与妻子谈论病情，而且还有点儿庆幸，多亏妻子"顽抗"，手术才被取消了。对于妻子的精神错乱，他表示："上帝呀，也许她比我们所有人都坚强。她的确骗过了我们。她清楚地表示不愿意动手术。在她没有做好迎接死亡的准备时，也许装疯卖傻是唯一的出路。"

几天后，W太太明确表示，除非丈夫愿意放手，自己难以放心地离开。她希望丈夫能理解自己的感受，而不是"假装我能好起来"。丈夫也的确试过听她谈论病情，尽管很难，他"退缩"过很多次。有一次，他寄希望于化疗，还有一次想劝说妻子回家，承诺请一位私人护士来照顾她。

接下来的两周，W先生经常跑来跟我聊他的妻子、他的愿望，还有她面临的死亡。最终，他接受了现实：妻子的身体只会越来越差，不能再像从前那样与他一起分享生活的乐趣了。

手术无限期推迟，再加上丈夫承认她的病情，愿意和她讨论这个话题，W太太从精神错乱中恢复过来了。她的疼痛减轻了，又恢复了优雅端庄的样子，只要身体条件允许，她就继续做一些力所能及的事。医护人员也相当注意表达方式，说话时注重技巧，将病人的需要——有尊严地活到生命的最后一刻——摆在第一位。

在临终病患中，W太太极具代表性，不过她是我见过的唯一一个出现急性精神错乱的病人。我相信那只是一种自我保护的手段，是一种无奈之举，为了阻止那场姗姗来迟的、试图延长病人生命的手术。

如前所述，我们发现如果能鼓励病人发泄心头的怒火，提前痛哭一场，或者向安静坐着的听众们讲述自己的恐惧和幻想，他们就能表现得更好。我们要清楚需要哪些先决条件，病人才能达到接受阶段，因为随后病人将渐渐进入一种与世隔绝的状态，医学上称作"撤除心理投注"，并最终停止与外界的双向交流。

我们发现有两种方式比较容易实现这个目标。有一类病人基本上不需要外界的帮助——默默地支持他们，不打扰他们就好。这一类往往是老年人，感到自己走到了生命的尽头。他们辛苦劳作了一辈子，把儿女养大，完成了人生的目标。他们已经找到了生活的意义，回首往事，内心怀着满足感。

另外一类病人就没那么幸运了，但只要有足够的时间来准备，他们也能从身体和精神上达到这个状态。他们需要从外界得到更多的帮助和支持，才能艰难地熬过前文所提过的几个阶段。大多数病人都是在接受阶段去世的，他们不再恐惧，也不感到绝望。他们的状态跟贝特尔海姆（Betelheim）笔下的婴儿早期阶段很相似："的确，人在这个年龄段，无欲无求，别人给什么就要什么。从心理分析角度来看，婴儿期属于被动期，自我即全部，所以难免有些自恋。"

因此，当我们走向生命的尽头，当我们奋斗过、付出过、笑过也痛苦过之后，我们又回到了生命的起点，周而复始。

接下来是我们与一对夫妇的两段访谈，他们正努力步入接受阶段。

G 医生是一位牙医，也是个虔诚的教徒，有一个二十四岁的儿子，之前在第四章讲到愤怒时，我们举过他的例子，正是他提问："为什么是我？"他还回忆起乔治老爹，想不通为什么要死的是他，而不是那个老人。在访谈中，看样子他已经接受了现实，但还是流露出对生的渴望。他很清楚病情有多严重，而且作为专业人士，他明白自己再也不能继续行医了。可就在访谈前没多久，他还不愿考虑关闭诊所。他留了一个姑娘在办公室接电话，期盼上帝能再次创造奇迹，当年在硝烟弥漫的战场，他差一点儿就被子弹近距离击中："只相距二十英尺，那人却打偏了，你瞧，不是因为我躲得快或者有别的本事，而是靠某种神奇的力量。"

医生：请问你住院多久了？是什么病呢？

病人：你大概也听说了，我是个牙医，从医很多年了。6 月底的时候，我突然感到疼痛，不是一般的疼痛，于是就去拍了 X 光。7 月 7 日，我做了第一次手术。

医生：1966 年吗？

病人：是的。1966 年。我觉得有百分之九十的可能是恶性肿瘤，但我也没多想，因为那是第一个阶段，我第一次感受到那样的痛。手术后，我状态不错，恢复得很好，但随后又得了肠梗阻，只好在 9 月 14 日又做了第二次手术。10 月 27 日开始，我对恢复情况不太满意。妻子联系上这儿的一位医生，我们就过来了。10 月 27 日之后，我就一直在这儿住院治疗，情况大概就是这样的。

医生：你是什么时候得知自己的真实病情的？

病人：我看了 X 光片之后，就猜有可能是恶性肿瘤，因为长在这个部位，十有八九都是恶性的。但我也说过，当时还没料到会有这么严重，而且我的状态还算不错。医生没有告诉我，但做完手术后，他们告诉了我家人，说情况很糟糕。那之后不久，我和儿子骑车去附近的镇子，我和他一向亲密无间，所以途中就聊起我的病情，他问："妈妈告诉你你得的是什么病了吗？"我说没有，她没跟我说。他为难了半天，还是告诉我，第一次手术后，医生就说我不仅得了恶性肿瘤，而且发生了转移，已经扩散到全身大部分器官了，除了肝和脾脏，这是不幸中的万幸。手术治疗没什么用，其实之前我也察觉到了。儿子是在十岁的时候开始信上帝的，后来他长大了，离家去读大学了，这些年来，我一直想找机会跟他交流对上帝的看法。我得了病后，他成长得很迅速。

医生：他现在多大了？

病人：这个星期天就满二十四岁了。那次聊天，我觉得他很成熟了。

医生：儿子告诉你这件事后，你有什么反应？

病人：说老实话，我注意到一些事儿，多少有点儿怀疑。这方面，我也不是完全不在行。我跟医院打过二十多年的交道，从医那么多年，我还是懂一些。那时他还说，有个助理医生告诉我妻子，我只剩下四到十四个月的寿命。我无所谓了。知道病情后，我内心很平静。我没有感到沮丧。我猜所有跟我处境一样的人，都会看着别人，心里想："唉，为什么不是他呢？"我脑子里想过这个问题很多次，但转瞬即逝。我记得有一次自己回办公室拿信，见到一个老人在街上走，自打我小时候住在这条街就认识他了，他八十二岁，在常人眼中已经不中用了，他有风湿病，走路一瘸一拐，还脏兮兮的，谁都不想变成他那个样子。当时我有一个强烈的念头：为什么不是这个乔治老爹，偏偏是我得了病呢？但这个问题不会困扰我太久，虽然这也许是我唯一跟病情相关的想法了。我真心期盼与上帝早日相见，但同时也希望尽可能多活一天。我觉得最令人难受的，就是和家人分别。

医生：你有几个孩子？

病人：就一个。

医生：一个儿子。

病人：就像我刚才说的，我们家一直亲密无间。

医生：看得出来。你是个牙医，看过 X 光片后，就猜到自己得癌症了吧，为什么没有告诉你妻子和儿子呢？

病人：我也说不清。我现在知道了，妻子和儿子以为只要动一次手术，经历短时间的煎熬之后，就能治好我的病。我不想再增加他们的焦虑。我知道妻子听说我的病情后，肯定会崩溃。我儿子在那段时间倒是成熟起来，成了家里的顶梁柱。后来我和妻子开诚布公地谈过，我们正积极寻找有效的治疗方法，因为我觉得上帝会治好我的病。他无所不能，不管用什么办法，只要能治病，我都接受。我们不知道哪种药有效，也不知道哪里能找到新药。怎么会有人从地底下挖出一段树根，声称能治好这样那样的病，病就治好了？还有，在所有医院的实验室里，你会发现大大小小的研究都在进行着，因为他们认为这些能攻克癌症。是怎么得出结论的？这很神秘，像奇迹一样，我觉得只有上帝才能做到。

牧师：我觉得，信仰对你很重要，不仅在你得病后，以前也是。

病人：对，一直都重要。大概十年前，我知道了耶稣基督是我们的救世主。我是读了《圣经》才认识到的，不过我没读完。读了《圣经》后，我意识到自己是个有罪的人。之前我没有意识到这一点，因为我从小是个好孩子，一直都是。

医生：是什么让你十年前开始读《圣经》的呢？

病人：不止十年，早就开始了。在国外的时候，我遇到一位牧师，他经常给我讲这些事儿。我觉得，无论是谁，在不止一次躲过子弹而活命后，多半会觉得自己身边有一种无形的力量，特别是朝你开枪的人离你不到二十英尺。我说过，我一直是个好孩子，我不骂人，不讲脏话，不抽烟，不喝酒，总之不喜欢这些。我也不追女人，真的是个好孩子。直到我参加了那位牧师主持的一次礼拜，才意识到自己是个罪人。当时有差不多三千人参加。我忘了他当时讲了些什么，但在仪式快结束的时候，他问有谁愿意上前把自己献给基督，不知道怎么回事，我像是受到什么力量驱使，朝他走了过去。后来回想起来，我感觉就像自己六岁时那样。我期待中的六岁生日，世界将会处处盛开着鲜花，一切都会变得不同。那天早上，母亲从楼上下来。我正站在客厅那块十平方英尺的镜子前，她说了句："生日快乐，鲍比，你在做什么呢？"我告诉她在照镜子，她又问："你看到了什么？"我说："唉，我都六岁了，怎么看上去还是原来的样子，感觉也没什么变化，天哪，我还跟从前一样！"可是随着阅历的增长，我跟以前不一样了，过去能忍受的事儿，现在无法忍受了。

医生：比方说？

病人：你懂的，当你跟别人打交道的时候，不知怎的就聚到了酒吧里，尤其生意人经常去那儿。正式会面之前，很多人都会约在酒店或者汽车旅馆的酒吧里坐坐，喝几杯，聊一聊。以前我并不反感这些。我不喝酒，但也无所谓，可后来我就开始觉得不舒服了，因为我不信这个，也不能接受。以前能做的，现在我不想做了，于是我意识到自己跟以前不一样了。

医生：这些对你有帮助吗，当你要面对死亡、面对自己病情的时候？

病人：当然，帮助很大。我说过，从手术麻醉中清醒过来后，我的内心就很平静。我尽可能保持平静的心态。

医生：一点儿也不害怕？

病人：说老实话，我不怕。

医生：你是个不同寻常的人，G 医生，因为我们很少见到有人能毫不畏惧地面对自己的死亡。

病人：哦，那是因为我死的时候，能回到家，回到上帝身边。

医生：另一方面，你仍然希望能出现有效的药物和治疗方法，对吧?

病人:对。

医生:我想你刚才说的就是这个意思吧。

病人:《圣经》里说,只要我们求告上帝,就必得救。我已经求告过上帝,只希望能索取我的应许。但另一方面,我又希望能让上帝的心愿得到满足,这超出了我个人能力的范围。

医生:你得知自己患上癌症后,日常生活发生了哪些变化?有变化吗?

病人:是指日常作息吗?再过几个星期,我就出院了,不知道那时会发生什么事。这段时间,我基本上就待在医院里。医院有规定的作息时间。

牧师:如果没听错的话,我觉得你刚才的话很耳熟,你说的好像是耶稣站在十字架前的话:"不要成就我的意思,只要成就你的意思。"

病人:我倒是没想过。

牧师:这就是你刚才所表达的意思。可能的话,你希望得救,但你还有另一个愿望超越了个人的希望,那就是成就上帝。

病人:我知道自己能活的时间不多了,接受治疗,也许能活几年,也许就几个月,当然,谁也不敢保证,说不定今晚就去见上帝了。

医生：对于即将完成的这件事，你脑子里有具体的画面吗？

病人：没有。我知道上帝已经准备好了一切，《圣经》里写过，对此我深信不疑。

牧师：我觉得该结束访谈了。G医生最近才勉强能下床，最多再聊几分钟吧。

病人：我感觉很好。

牧师：真的吗？我跟医生说过，不会耽搁你太长时间。

医生：你自己决定。要是你觉得有点儿累，想结束，我们就结束。直言不讳地讨论这么可怕的话题，你有什么感觉，G医生？

病人：我一点儿不觉得这个话题可怕。今天早上，I牧师和N牧师走后，我花了点儿时间考虑这个事儿，觉得谈论这些对我来说毫无心理负担。再说了，我希望能帮助别人更好地面对死亡，尤其是没有像我这样坚定信仰的人。

医生：你觉得访谈这些临终病人和重症患者，我们能学到什么？是能帮助他们面对死亡，特别是不像你那么幸运的人？你有坚定的信仰，你的信仰明显帮了你的忙。

病人：生病以来，我也一直在思考这个问题。我的性格是喜欢刨根问底，不像有些病人，一听说自己患了绝症，就心理崩溃了。当然这与我的个人经历有关，你们遇到不同的病人，还是得用不同的法子。

医生：这就是为什么我们对病人进行访谈时，叫本院的护理人员和医生也在场。这样就能看出，病人中有哪些愿意谈论死亡，哪些对死亡闭口不提。

病人：你们初次访谈某个病人的时候，最好保持中立，再根据病人对自己性格、生活经历、宗教信仰等的反思来切入主题。

牧师：R 医生说 G 医生很幸运，但我觉得那是你的经历带来的，你讲过一些有意思的事儿，比如你和儿子的关系发展到了另一个层次，你对他的成熟感到欣慰。

病人：是的，我觉得我们都很幸运。我刚才正想说这事儿，因为我不认为这单纯是运气带来的。认识到耶稣基督是救世主，这并不是一种运气，而是一种深刻的、美妙的体验。我觉得这可以让一个人做好准备面对生活的种种磨难和考验。我们不得不面对各种考验，或者忍受各种病痛，但这能让我们做好准备迎接它们，你知道，就像刚才我提到过的，有人从二十英尺外朝你开枪，却没能击中你，这不是因为你躲得快，或者有别的本事，而是有一种力量在帮助你。但我们也听过一句俗话："散兵坑里没有无神论者。"的确是这样，听说躲在散兵坑里的人，离上帝最近，或者不止散兵坑，当人们遇上危险的时候，比如遭遇了严重的事故，人们就会突然发觉自己像是掉进了散兵坑，不由自主地呼唤上帝的名字。这无关幸不幸运的问题，而是寻求上帝的庇护，看看他能为我们做点儿什么。

医生：我说的幸运，不单纯是指运气好，而更像是一种愉悦的体验。

病人：我懂你的意思，没错，确实是一种愉悦的体验。得了这样的病，还能有这样的体验，是一件美妙的事，你知道别人在为你祈祷。这帮了我大忙，一直如此。

牧师：有意思的是，过来的路上，我还专门给 R 医生提过——说不仅有很多人记得你，而且你太太也给了不少病人家属力量，为病人祈祷。

病人：这是我想说的另外一件事。这段时间，我妻子变了很多。她变得更坚强了。她过去很依赖我。你们也许想象得出，我是个很独立的人，我习惯承担重任。所以她一直没机会像别的女人那样管事，比如料理家务，等等。这让她变得很依赖我。但她已经改变了很多。她成熟了，也坚强了。

医生：你觉得我们找她谈谈，会有帮助吗？她受得了吧？

病人：噢，我觉得她扛得住。她是个基督徒，她知道上帝是救世主，从小就知道了。她小时候还被上帝拯救过一次，是她的一只眼睛。医生们都准备好送她去圣路易斯的医院了，摘掉她那个溃烂了的眼球。但奇迹出现了，她的眼睛治好了。见识了这次神迹，她让包括医生在内的其他人都相信了上帝的存在。她本来就是个虔诚的卫理公会教徒，这之后，她的信仰更坚定了。她那时大概十岁，但这次经历对她的一生造成了深远影响。

医生：你年轻的时候，在得病之前，有没有承受过巨大的压力，或者经历过不幸呢？有的话，你就能用当时的经验来对付现在的问题了。

病人：没有，我经常审视自己，奇怪自己是如何做到这些的。现在我弄明白了，我是得到了上帝的支持。因为我遇到过一些危险，没有承受过太大的压力。当然，我参加过"二战"，在战场厮杀过，那是我第一次感到压力，也是人生中第一次发现自己面临死亡的威胁。

医生：访谈该结束了，我们会经常来看你的。

病人：谢谢。

医生：感谢你的参与。

病人：我很高兴。

G 太太来的时候，我们正陪着 G 医生经过走廊去访谈。牧师之前见过她几次，他给 G 太太简要说明了我们正在从事的研究。她也表现出了兴趣，于是我们邀请她待会儿接受访谈。我们和她丈夫聊天的时候，她就等在隔壁房间。丈夫被送回病房后，我们请她进了房间。她几乎没时间认真准备（通常，从提出邀请到正式访谈，我们会留出足够的时间，让受访者想好是否接受访谈）。

医生：本来是来看望你丈夫的，谁知有些意外，也邀请到你来参与访谈。牧师跟你说过大概会聊些什么内容吧？

G 太太：大致说了些。

医生：丈夫突然得了重病，你当时是什么反应？

G 太太：一开始我被吓坏了。

医生：那个夏天之前，他都很健康？

G 太太：是的，很健康。

医生：从来没生过病，或者抱怨哪里不舒服？

G 太太：没有。只是有几次说有点儿痛。

医生：然后呢？

G 太太：我们去看了医生，有人建议照个 X 光。然后我们就做了手术，那时候，我才意识到病情可能很严重。

医生：谁告诉了你你丈夫的病情？怎么告诉你的呢？

G 太太：给我们看病的医生是一个老朋友。进手术室前，他给我打电话，告诉我我丈夫得了病，很可能是恶性肿瘤。我说："噢，怎么可能！"他说："所以我想提醒你一下。"于是我有了一点儿心理准备。后来他告诉我说情况可能还要糟糕，我快被吓晕了，搞不懂是怎么回事。"我们还不太确定。"我记得医生一开始是这么说的。我真的吓坏了，因为我以为这个病很快就会治好的。有个医生说他只能再活三四个月了，谁料到病情会恶化得这么快？于是我做的第一件事是祈祷。他在动手术，我在手术室外祈祷。我只为他祈祷，希望他没有得病。没办法，人就是这样，我希望天遂人愿。我只有把他的病看作是上帝的意愿，否则我无法保持镇定。反正手术那天过得很糟糕，那个漫长的夜晚更是可怕。不过，那天深夜我平静了些，鼓起了一点儿勇气。《圣经》的很多章节给了我力量。我们家设了个圣坛，就在他得病之前，我们才背诵过一段，背了一遍又一遍。是《耶利米书》第三十三章第三节："你求告我，我就应允你，并将你所不知道、又大又难的事指示你。"我们把这句背下来了。

医生：这是得知病情之前的事儿？

G 太太：大概两周前吧。我当时一下子想到这句，在心头反复背诵。接着我又想到了《约翰福音》中的很多句子。"你们若奉我的名，无论求什么，我必成就。"我希望遵从上帝的旨意，但只有靠这件事，我才能找到自己。我能坚持下来，是因为我们彼此相爱。我们只有一个儿子。儿子离家读大学了，学校里事情很多，可他还是赶回来了，回到我身边，我和他一起查阅《圣经》，寻求帮助。他陪我一起念了很多优美的祷文，教友们也相当相当好，经常来我家，诵读《圣经》里不同的章节。那些经文，我读过无数遍，直到现在，才觉得含义隽永。

牧师：此时此刻，上面的文字最能表达你的情感。

G太太：每次我翻开《圣经》，总有些句子跳到我面前，像是找到了交谈的对象。我刚产生某个想法，就会读到相应的句子。我坚持阅读，每天都能获得新的力量。我丈夫有坚定的信仰，他得知自己的病情后，对我说："要是有人告诉你，说我只能再活四到十四个月，你该怎么办？"我说我会把一切都交到上帝手中，信任他的做法。当然，从医学的角度，我会尝试一切可能的治疗方式，给丈夫治病。医生说他们已经无能为力了，我甚至还建议钴疗法，或者X光和化疗。医生都不建议采用这些疗法，说他得的是不治之症。我丈夫也不是那种轻言放弃的人，我跟他认真谈过一次，说你知道上帝吧，上帝是通过人来创造神迹的，他也会给医生们一些启示。邻居带来过一本杂志，我说我们读过上面那篇小文章，我们都读过。我没有问他意见，就联系了这家医院的医生。

医生：一篇文章？

G太太：是的，登在一本杂志上。我想，他们已经取得了那么多的成果。我知道还没有治愈的病例，但他们有了成果。我要直接联系医生。我写了封信，用特快专递寄给他，星期六一大早，信就摆在他办公桌上了。他的秘书不在，所以他亲自给我打了个电话。他说："我对你信中提到的很感兴趣，你说得很清楚，但我还是需要一份病理报告。你可以去医生那儿要一份，然后像上次一样寄给我。你昨天寄的信，我今天早上就收到了。"于是我按照他的吩咐，又寄了份报告过去。他打电话来说："等我弄到一张病床再说，他们在重新调整病区，我会再给你打电话的。"现在，他给我的说法是："我无法向你保证，但我始终相信这个病不是无药可救的。"这句话听起来很鼓舞人。至少我们还能做点儿什么，而不是像之前那些医生那样，劝我们坐着等死。

后面的事儿进行得很顺利。我们坐救护车来的。我想说的是，那天晚上他们给他做检查，并没有给我们太多希望。我们就要转身回家了。我又再一次开始了祷告。那天夜里，我离开医院，住在亲戚家。我不知道第二天早上会是什么情况。他们没给建议，要我们自己考虑，决定是否需要继续接受治疗。我又开始做祷告，说我们愿意做任何尝试。我觉得这不是我的决定，而是我丈夫的决定。那天早上，我刚赶到医院，丈夫就做了决定："我要继续治病。"他们说他的体重会减轻四十到六十磅。其实前两次手术之后，他的体重已经轻了很多。我不知怎么办才好，但我并不感到意外，因为我觉得事情会朝这个方向发展。接受这种治疗后，他的病情越来越严重。但就像我刚才说的，他们无法保证治疗效果，所以我们只能怀着一线希望，兴许肿瘤会消一些呢，肠道会通畅一点儿呢。他之前有肠梗阻，说不定有疗效呢。他生病这段时间，我经常感到很沮丧，但我会陪这儿的其他病人聊天，尤其是重症病人。我鼓励他们活下去，每个人都有糟糕的经历，希望很渺茫，但只要我们坚持，就能挺过去。我坚信这种疗法在不断进步，我坚信《圣经》里说的，上帝无所不能。

医生：你已经接受了命运的安排，但仍然希望有奇迹发生。

G太太：是的。

医生：你经常使用"我们"这个词，我们做了手术，我们决定坚持下去……似乎你和丈夫在很多问题上步调一致。

G太太：我是真的相信，如果他的病好不了，如果这是他的命，我就相信这就是上帝的安排。

医生：你丈夫多大年龄？

G太太：我们来这儿那天，他刚好五十。

医生：他住院那天。

牧师：你觉得这件事让你们一家人的关系更紧密了吗？

G太太：噢，那当然，让我们更亲密了。别的方面不好说，至少我们都更相信上帝了。我们曾经很自信独立，可是遇到这种时候，发现自己算不了什么。我学着去信赖别人，过好每一天，不去计划未来的日子。我们拥有今天，未必还有明天。如果我丈夫过不了这个坎，那一定是上帝在操纵，也许通过我们的经历，其他人能从上帝那里获得更多的希望和力量。

牧师：你跟医护人员的关系怎么样？我知道你和其他病人的关系很不错，因为我们一起谈过要帮一帮那些病人的家属。我坐在那儿听过你们聊天。我想起了你刚才说的话。你跟他们聊的时候，总是兴致高昂。外乡人在这儿过得怎么样？你们从医生那儿得到了哪些帮助？如果有家人，比如谁的丈夫在死亡的边缘徘徊，家人会有什么感觉？

G太太：哦，我也是个护士，经常跟护士们聊天。我发现她们中有些虔诚的基督徒。她们说对上帝的信仰有助于对抗病魔。

总体来说，我能跟她们聊到一块儿。她们很坦诚，这一点我很喜欢。我觉得要是如实告诉家属病人的情况，即使治愈的希望渺茫，至少不会让他们惊慌失措。我觉得人们能接受现实。我觉得这家医院很不错，医疗团队医术高超。

牧师：你这么说，不全是因为个人的经历，还有与其他病人家属相处后的感受吧？

G 太太：是的。

牧师：他们都想知道实情吗？

G 太太：嗯。很多家属会说，噢，他们真的不错，要是他们不懂，也就没人懂了。我发现大家都是这个态度。人们在洒满阳光的走廊散步，跟访客们聊天。他们说这儿环境不错。他们可是见多识广的。

医生：有什么是我们需要改进的吗？

G 太太：我们都有需要改进的地方。我确实发现护士人手不够，呼叫铃响了，最需要人的时候，却没有人来，不过这是个普遍问题，哪家医院都这样。除了缺人，比起三十年前我当护士的时候，情况大有改善。我真心希望危重病人就算得不到特殊护理，也能得到更多照顾。

医生：你有什么问题要问吗？G 太太，谁告诉了你丈夫他病得有多重？

G太太：是我第一个告诉他的。

医生：你怎么告诉他的？在什么时候？

G太太：去医院做了第一次手术三天后，我告诉了他。在去做手术的途中，他说："如果是恶性的话，你可别吓坏哟。"他就是这么说的。我告诉他："我才不会呢，而且也不会是恶性的。"术后第三天，我们的医生朋友出门度假去了。那时是七月份，我告诉了他。他只是看着我，我说："我猜你想知道他们都做了些什么。"他说："噢，没人告诉我呀。"我说："他们切除了你十八英寸的下结肠。""十八英寸？！"他说，"行吧，那就只剩下健康的组织了。"我没敢再接着说下去，直到我们出院回了家，离上一次聊天大概又过了三个星期，我见时机成熟了，我和他坐在客厅，家里没有外人，我才告诉了他。他的反应是："也好，看来我们要利用好剩下的时间了。"那就是他的态度。他回到办公室，继续工作了两个月。我们还去度了个假。儿子的大学正好也放假，我们一起去了埃斯蒂斯公园。我们玩得很开心。他还打了几场高尔夫球。

医生：在科罗拉多州？

G太太：是的。我儿子是在科罗拉多州出生的。丈夫服役的时候，我们住在那儿。我们喜欢那儿，差不多每年都去那儿度假。感谢上帝，我们还有时间去那儿度一次假，实在太开心了。他回办公室工作大概一周后，就出现了肠梗阻，之前动过手术的地方又长出了肿瘤。

医生：他把诊所关了吗？

G 太太：只关了五个星期。做完第一次手术后，他就回去问诊了。我们度假回来后，他又继续营业。这次开了一周，从 7 月 7 日的手术后，加起来他一共工作了十六天。

医生：诊所现在怎么样了？

G 太太：诊所还是停业的状态。办公室里有个姑娘负责接电话。每个人都想知道他什么时候回去。所以我登了个出售诊所的广告，我们要把诊所卖掉。这段时间行情也不好。我约了个买主这个月过来看看。我丈夫病得很重，他们把他列入了危重病人名单。我走不开，可家里还有一大堆事儿，我得回去打理。还好儿子时不时回来一趟。

医生：他是学什么的？

G 太太：他毕业了。他一开始读的牙科学预科，后来转了专业，现在他一直待在家里。之前他常年住校，他父亲病重后，征兵处允许他推迟几个月入伍，所以他在考虑以后怎么办。

医生：差不多就聊到这儿吧。你有问题想问吗，G太太？

G太太：你们做这些，是想看有哪些地方能改进吗？

医生：嗯，有很多原因。主要是想弄清危重病人的情况。他们经历了怎样的恐惧、幻想和孤独，我们如何了解他们、帮助他们。每个来参与访谈的病人都有不一样的问题和难题。我们偶尔也和病人家属见面，想看看他们如何应对，医护人员能帮上些什么忙。

G太太：有人曾经对我说："真不知道你是怎么坚持下来的。"唉，其实我只知道上帝在人的生活中有重要的地位，我一贯都这么想。我接受过护士培训，我总是幸运地遇到善良的基督徒们。我听过也读过各种各样的事儿，甚至还有关于电影明星的。如果他们都有信仰，笃信上帝，就能坚持下来。这就是我的想法，我觉得美满的婚姻也建立在这样的基础上。

G太太生动地描述了在一个和睦的家庭里，每个成员在得知家人身患绝症时的反应。她一开始感到震惊，然后是否认："不，这不可能是真的。"接着，她试图从混乱中理出一点儿头绪，最后在《圣经》中找到了慰藉。从表面上看，她已经接受了现实，但仍然怀着"研究正取得进展"的希望，祈祷奇迹出现。同时，突如其来的变故不仅加深了每个家庭成员的宗教信仰，也让 G 太太更加自信和独立。

对夫妇分别进行的访谈，让我们发现一个明显的特点，那就是在病人如何得知病情这个问题上，我们听到了两个完全不同的故事。这很有代表性，值得深入研究，并启发我们透过现象发掘事情的本质。

G 医生谈到儿子终于成熟起来，担起家庭的重任，并且把真实病情告诉了自己。他为儿子骄傲，见证儿子终于长大成人，如果因为这场病，他不得不离开事事依赖他的妻子，儿子将成为家里的主心骨。另一方面，G 太太坚持说是她鼓起勇气，把手术结果告诉了丈夫，没有让儿子承担如此艰巨的任务。她的话有几处前后矛盾的地方，可能与事实不符，但无论如何，她希望由自己来告诉丈夫，说明并非事出无因。她希望变得坚强，能面对现实，有勇气讨论病情。她希望与丈夫分享美好、分担痛苦，而且无论发生什么情况，她都能在《圣经》中找到慰藉和力量。

像这样的家庭，最大的帮助来自两个人：一个是可靠的医生，及时告诉他们可能的治疗手段和突发状况；另一个是随叫随到的牧师，有空就去探望病人和家属，抚慰他们的心灵。

· 第八章 ·

希望

————————

在无望的希望中，我在房里的每一个角落找她；我找不到她。

我的房子很小，一旦丢了东西就永远找不回来。

但是你的房子是无边无际的，我的主，为着找她，我来到了你的门前。

我站在你薄暮金色的天穹下，向你抬起渴望的眼。

我来到了永恒的边涯，在这里万物不灭——无论是希望，是幸福，或是从泪眼中望见的人面。

呵，把我空虚的生命浸到这海洋里罢，跳进这最深的完满里罢。让我在宇宙的完整里，感觉一次那失去的温馨的接触罢。

——泰戈尔《吉檀迦利》第八十七首

我们讨论过了人们面对不幸时会经历的各个阶段，比如精神病学方面的自我防御，处理极端复杂情况时的应对机制。这些方法贯穿各阶段，或前者被后者取而代之，或二者并存。在每个阶段，唯一不会缺席的大概只有希望。正如多年前被关押在特雷津集中营 L318 区和 L417 区的孩子们一样，虽然一万五千名十五岁以下的孩子中，只有大约一百人幸存了下来，但他们却一直没有放弃希望。

> 太阳抛出金色的面纱，
>
> 如此美好，令我身心疼痛。
>
> 在云上，天堂忧郁地哭喊，
>
> 原来我的微笑是个误会。
>
> 世界在绽放，也在微笑。
>
> 我想飞翔，可是飞到哪里，飞多高？
>
> 如果铁丝网里都能繁花似锦，
>
> 为什么我不能？我不会死！
>
> ——《一个阳光灿烂的傍晚》，无名氏，1944 年

听着晚期病人的讲述，有一点让我们印象深刻，那就是即使那些坦然接受病情的人，也会心存一丝治愈的希望，等着一种新药被发现，

或者像本章访谈对象 J 先生口中的"研究项目在最后一分钟取得成功"。正是怀着一线希望，他们才多熬了几天、几个星期或者几个月的病痛折磨。他们觉得这一切必然有存在的价值，只要再坚持一小会儿，就一定能得到回报。希望会悄然而至，你只是做了一场噩梦，不是现实。他们会在某一个清晨醒来，有人告诉他们，医生们准备给他试一种新药，疗效很好。他们会把这种药用在他身上，他是那个被选中的特殊病人，就好像第一个接受心脏移植手术的病人一样，觉得自己是从千百万人中挑出来的，肩负特殊使命。这种特殊的使命感是晚期病人的精神支柱，在所有人都紧张得透不过气时，帮助他熬过更多的考验——这样一来，痛苦和折磨都得到了合理的解释。对其他病人来说，暂时否认病情是他们怀着希望需要的。

不管如何称呼，在所有病人身上，我们或多或少都发现了希望的踪迹，尤其在最艰难的时候，希望也如花朵一般含苞待放。他们对医生极度信任，因为无论能否实现，医生都会让病人心怀希望，尽管坏消息接二连三地传来，但一线希望就能让病人感激不尽。这倒不是说医生要对病人撒谎，而是如果我们和病人一起期待意料之外的事情发生，病人的病情会有所好转，会活得更久。如果某个病人嘴里不再念叨着有希望出现，就意味着死亡快要降临了。他们会说："医生，我觉得就这样了。""我猜时间到了。"或者像某个一直相信会有奇迹的病人，有一天跟我打招呼时说的："我觉得这就是奇迹——我准备好了，再也不怕了。"这样说的病人，通常二十四小时内就会离世。虽然我们对他们抱有希望，但当他们最后决定放弃时，我们也没有把希望强加到他们身上，病人不是因为绝望而放弃的，他们只是步入了最后的接受阶段。

围绕希望，会出现两种主要的矛盾冲突：第一种最令人痛苦，即病人尚未绝望，医护人员和家属却已经开始传递失望的情绪；另一种则是家人不愿意接受病人已经跨入最后阶段，紧抓住一线希望不撒手，而病人早已做好了迎接死亡的准备，却发觉家人还不能解开心结，W太太和H先生的例子就说明了这一点。

那些患上"伪晚期综合征"的病人呢？他们被医生判了死刑，但接受治疗后，情况又有所好转。他们的生命已经被"一笔勾销"了。医生告诉他们"我们无能为力"，或者也不明说，但估计病人活不长了，打发他们回家等死。这类病人接受了各种治疗，一旦病情好转，他们会觉得是"一个奇迹""一条讨来的命"或者"意外赚到的时间"，根据之前各阶段的情况和与外界的沟通程度，每个病人有不同的说法。

贝尔医生对此也有研究，他指出要为每一个病患提供机会接受最有效的治疗，不能因为病情严重，就放弃治疗。我想补充的是，无论是不是到了晚期，都不能"放弃"病人。除了医疗救治，晚期病人跟有康复希望的病人一样，也需要关怀。要是我们放弃了他，他就会自暴自弃，那么即使出现有效的医疗手段，也为时已晚，因为他没有做好准备，缺乏"再试一次"的信心。最好是说："我已经竭尽所能地帮助你。我会继续努力，至少让你不那么难受。"这样的话，病人还能看到一线生机，把医生当作值得信赖的朋友。就算医生无力回天，病人也不会有被抛弃的感觉。

大多数病人都经历过病情"好转"。有的病人放弃希望，不再和外人交流，有的觉得孤立无援，更多的感觉自己受了骗，被剥夺了参与重大决策的权利。大约有一半的病人被打发回家，或者送到疗养院，后来再次入院治疗。能和我们分享他们对病情的看法、对希望的向往，他们感到很感激。他们并不认为眼看着病情有所"好转"还聊什么死亡话题是一种不合时宜。很多病人觉得回家轻松自在，因为在出院之前，他们已经将心头的话一吐为快。有些病人在回家前希望当着我们的面跟家人聊一聊，卸下彼此的伪装，把想说的话都说出来，好与家人共度最后几周的幸福时光。

如果更多人能习惯谈论死亡，把死亡看作人生的一个阶段，谈论某人的死，就像谈论快要出生的婴儿一样落落大方，对病人肯定很有帮助。如果经常谈这个话题，我们就不用犹豫是应该先跟病人提一下，还是等到他弥留之际再说。因为我们并非完人，猜不出哪一次是最后一次，所以思来想去，最终总是干脆闭口不谈了。

我们见过一些病人，情绪低落，不愿跟人交流，直到我们找他们聊过几次病情后，他们的精神状态好多了，也开始进食，有些还出院回了家。这让医护人员和家属都很惊讶。所以我相信，逃避死亡，会对病人造成更大的伤害，与其避开，倒不如找个机会坐下来，倾听他们的心声，分享彼此的看法。

我提到要寻找"机会"，是因为病人跟我们一样，有时候也想找人聊一聊心头有什么压力，想一想有哪些振奋人心的事儿，是真是假都无所谓，只要病人知道他想聊的时候，我们就会空出时间，领会他的言外之意。我们发现大多数病人都愿意和别人分享他们的感受，轻松地展开对话，并希望能多聊几次。

本书如果能说服家属和医护人员细致地体察到临终病人的言外之意，就不辱使命了。身为辅助人员，如果我们能帮助病人和家属在各自的需要上"步调一致"，共同接受无法避免的死亡宿命，我们就帮助病人消除了许多不必要的痛苦，也让他们的家人不再忍受良心的折磨。

以下是对 J 先生的访谈，他处于愤怒阶段，但又希望能活下去，虽然表现得不太明显。

J 先生是个五十三岁的黑人，因患蕈样真菌病入院治疗，这是一种恶性肿瘤导致的皮肤病，详情会在访谈中提及。这种病会反复发作，属于伤残保险的范畴。

访谈前一天，我去看他，他孤零零的，有很多话想说。他语速极快地给我描述这个讨厌的病，说得眉毛舞动，用词丰富。我没机会开口告辞，他还挽留了我好几次。那次我是临时起意去看他的，结果到了正式访谈那天，坐在单面可视玻璃前，他却表现出厌烦，甚至大发脾气。之前他主动跟我聊到死亡，而访谈过程中，他却表示："我没考虑过死亡。我只关心怎么活下去。"

之所以提这件事，是因为这关系到我们该如何护理临终病人。某一天、某个时候，病人也许愿意讨论这些话题。就像 J 先生，头一天还主动谈到自己的生死观，让我们误以为他是理想的访谈对象。我们大概忘了，同一个病人，第二天也许只想谈论生活中美好的一面，我们得尊重他们的选择。我们在访谈中并没有这样做，而是尝试着重新提起他头一天聊过的内容。

这样做很危险，何况访谈是教学计划的一部分。为了让学生有所收获，强迫病人回答某些问题，是不可取的。要把病人放在第一位，哪怕这可能意味着教室里坐满了五十个学生，却找不到一个愿意接受访谈的病人。

医生：J先生，请先做个自我介绍吧，你住院多久了？

病人：这次是今年4月4日进来的。

医生：你年龄多大？

病人：五十三岁。

医生：你听说过我们这个研讨课是做什么的吧？

病人：听说过。你会提些问题吗？

医生：是的。

病人：行。等你们准备好，就问吧。

医生：我还不知道你的情况，想多了解一点儿。

病人：好的。

医生：你一直身体很健康，结了婚，有工作，还有——

病人：有三个孩子。

医生：三个孩子。你什么时候生的病？

病人：这个嘛，1963年确诊的，我猜在1948年左右就有了发病的苗头，最开始是左胸和右肩胛骨下面长了些疹子，一开始我也没在意，谁这辈子不会在身上长点疹子嘛！所以我去药房买了点儿普通的药膏，像炉甘石、凡士林啥的。我觉得没啥大不了。但慢慢地，我觉得是在1955年，我的下半身也开始长疹子了，当时还不太严重，只觉得皮肤有点干，摸起来像长了鳞片，我抹了些油性药膏，抹得很厚，保持皮肤湿润和舒适。我那时还在上班。有段时间还兼了两份工，因为女儿念大学了，我至少要保证她能顺利毕业。1957年是个转折点，我去看了很多医生。我找过X医生，治了大约三个月，一点儿效果也没有。看病倒是便宜，但抓药的话，一周要花十五到十八美元。靠一个人挣钱养活三个孩子，哪怕是打了两份工，也付不起这么贵的医药费。所以我去了一趟门诊，他们给我做了个常规检查，让我很不满意。我不想再去麻烦他们。后来我四处求医，心情一度糟糕到了极点，直到1962年，Y医生介绍我住进P医院。我在那儿待了五个星期，病情没有好转，就出了院，最后又跑去之前的那个诊所。1963年3月，他们把我送到这家医院，那时我情况很糟，行动不便了。

医生：是在1963年？

病人：对。

医生：那时你知道自己得了什么病吗？

病人：听说是蕈样真菌病，他们都知道。

医生：你知道得病多久了吗？

病人：唉，我有阵子一直怀疑，等拿到活检结果才确定的。

医生：很久以前吗？

病人：也没多久，就在确诊前几个月吧。有了这些症状，一般人们肯定会查阅手边能找到的资料。我什么都留意，学到了很多病的名字。从我查过的资料中，最有可能的就是蕈样真菌病，后来也得到了证实。那时我像是挨了一枪。我的脚踝开始肿胀，我浑身冒汗，痛苦得很。

医生：是因为你"像是挨了一枪"吗？所以很痛？是这个意思吗？

病人：当然咯，很痛苦——痒、起皮、出汗、脚踝疼，浑身上下，从头到脚，从里到外，简直痛不欲生！当然，这时候人会变得爱发脾气。人们会问，为什么发生在我身上？然后等恢复了一点儿理智，又会说："哼，你又比别人强不了多少，凭什么不会是你？"这么一想，心头又要好受些，因为无论见到谁，都会忍不住盯着别人的皮肤看，看他们有没有长斑，有没有皮肤病，因为那时候唯一的兴趣就是看别人身上有没有斑，是不是正在经受跟自己一样的痛苦。我猜别人也在盯着我看，因为我跟他们不一样——

医生：因为这个病的症状很明显。

病人：症状一眼就看得见。

医生：得了这个病，对你来说意味着什么？你觉得蕈样真菌病是什么样的病？

病人：我觉得到目前为止，这个病都是治不好的。有些时候症状会减轻，但没有规律。我相信在某个地方，某些人在对这个病做研究。有很多聪明人在为此努力。他们也许会在做其他研究的时候发现治这个病的法子。这对我来说意义重大，我要咬紧牙关，一天天坚持下去，希望某天早上我起床坐在床边的时候，医生站在一旁，对我说："我要你打一针。"就像疫苗一样的玩意儿，几天后，我的病就彻底好了。

医生：那种特效药！

病人：然后我就能回去上班了。我喜欢我的工作，我已经做到主管了。

医生：你是做什么的？

病人：我以前是这儿邮局的工长。那时我已经开始管那些工头了。有七八个工头每天晚上来向我汇报。我不是随便讲两句话，而是要具体指导他们的工作。我升职的机会很大，因为我熟悉这份工作，爱这份工作。我从不抱怨自己在工作上消耗了太多时间。当然孩子们起床后，我也帮妻子打下手。我们希望孩子们能快点儿长大，这样我和她就能过上书中或者别人口中描述过的那种生活了。

医生：比方说呢？

病人：偶尔出门度个假，我们还从来没有度过假。我们的第一个孩子是早产，让我们担惊受怕了好长一阵子，孩子出生满六十一天后才回到家。我还存着一沓医院开的收据，每个星期她要花我两美元，而我当时一周才赚十七美元。那时一下火车就往医院方向跑，手里捏着两瓶妻子挤出来的奶，探视结束又抓起另外两个喝完的奶瓶，跑回车站，赶去城里上班。我工作一整天，晚上再把这两个空奶瓶带回家。妻子的奶水很多，多得够医院里所有的早产儿吃。我们把孩子们养得很好，对我们来说，这就算翻过了最难的一道坎。我的薪水很快就要涨了，再也不用一分钱掰成两半花了。这也意味着我们也许能抽个时间去度个假了，而不是像以前，哪里也不敢去，老寻思着这个孩子要看牙医，那个孩子又怎样了。我说的那种生活也不过如此，就是能过几年不那么操心的日子。

　　医生：之前过得漫长而艰苦，麻烦不断。

　　病人：其实，很多人比我奋斗的时间更长，过得更苦。我从不觉得日子有多苦。我在一家铸造厂打过零工，工作起来就像是不要命。工友到我家去，跟我妻子说我工作太卖力，她就气得要命。我告诉他，那些人是在嫉妒我，跟一群靠力气吃饭的人干活，谁都不想你的力气比他们大，显然，我比他们有力气多了。无论在哪儿做事，我都很卖力。不管什么时候有升迁的机会，我都去抓住，不管什么样的机会，我都能抓住。他们曾经把我叫到办公室，告诉我说如果他们要提拔一个黑人当工头，非我莫属，当时我欣喜若狂，但就在我正要出去的时候，他们又说不清楚会是什么时候，可能是马上，也可能要到2000年。我有点泄气，但还是坚持在那儿干活。那些日子对我来说倒也算不上辛苦。反正我有的是力气，正年轻着呢，啥都能做。

医生：J先生，你已经不年轻啦，也许有些事儿已经做不了了，你怎么想呢？要是没有哪个医生站在那儿给你来一针，也没有特效药的话？

病人：是呀。你得学着接受这些。首先要搞清楚，自己再也好不起来了。

医生：那你是怎么想的呢？

病人：还是挺害怕的，只有试着不去想这些事儿。

医生：你有没有想过呢？

病人：当然想过。不知道有多少个夜晚，我睡不好觉，脑子里想着各种各样的事儿。但你不能老想这些事儿。我小时候过得很快活，母亲也还在。她经常过来看我。我脑海里总能浮现出小时候的一些场景。那时我们总开着一辆老破车在附近转悠，去过不少地方。当时的公路很少铺有路面，基本都是土路。开车出去的话，车轮常常陷进泥里，动弹不得，只好下来又拉又推。所以我觉得自己的童年过得很开心，我父母待人也好。家里从来听不到骂人、吼人的声音。生活过得很惬意。从这些方面看，我觉得自己肯定是受了上帝的眷顾，因为有些人自打生下来就一直受苦，从来没有快乐过。看看周围的人，我庆幸自己还是过了几天好日子。

医生：你是说自己曾经过得很充实吧。这会让你面对死亡时感觉轻松一些吗？

病人：我没考虑过死亡。我只关心怎么活下去。我曾经告诉过孩子们，要是他们在这儿，我也会对他们说，无论在什么样的环境下，都要尽自己最大的努力。但我也对他们说过很多次，拥有的东西也可能会失去。我说，要记住，你们拥有这样的生活已经很幸运了。这是我的原话。我一直认为自己足够幸运。回想过去，有很多和我一起玩的孩子现在不是进了监狱，就是被关在别的地方。我也曾跟他们一样，差一点儿就进去了，但是我没那么做。每次他们要去干一些不好的事儿，我总是找个借口溜掉。为此我和他们干过很多架，因为他们觉得临阵脱逃就是胆小。但最好对这种事儿保持警惕，相信自己的选择，哪怕挨了揍。要是跑过去说，行，算我一个，迟早有一天，会卷入一些事，毁了一辈子，连反悔的机会都没有。哼，他们怂恿别人赤手空拳打出一片天下，但到头来收获的只有一个犯罪记录，变成街坊四邻饭后的谈资。没人关心我有多大，只会对我指指点点，想知道我那天晚上去了哪儿。幸运的是，我躲开了这些事。所以回想起来，我觉得自己挺幸运，没准儿我的运气还能继续下去。我还留了点儿运气。我的意思是，我也经历过一些你们叫作霉运的东西，所以早晚有那么一天，我这点儿小运气也会到头的。到时候我就可以出院，人们看不出我生过病。

医生：因为这个，所以你从来没有绝望过？

病人：没什么能让人远离绝望。不管心态调整得多好，总会有绝望的时候。但我的信念帮助我不至于走到崩溃边缘。一旦绝望，夜里就睡不好觉，接着就开始反抗，反抗得越厉害，就越睡不着，因为那会变成一场生理上的对抗。浑身冒汗，像是在与自己的身体做斗争，其实那是一种精神上的斗争。

医生：你是怎么反抗的？求助于信仰？还是求助别人？

病人：我倒不是个信仰虔诚的人。

医生：这二十年来，是什么给了你力量呢？有二十年了吧？

病人：是的。你所说的力量来自很多方面，一时半会儿说不清。我母亲一直有坚强的信念。如果在这件事上我没有尽全力的话，肯定对不起她。所以，母亲给了我很大的帮助。我妻子也是个坚强的人，所以也有她的功劳。还有我的姐妹们，我觉得家里的女性通常怀有宗教的虔诚，她们念祈祷词总是念得那么虔诚。对我来说，普通人的祈祷就像是在乞讨，我比较心高气傲，不愿意乞求什么。大概正因为如此，我无法在这儿说出全部的感受。有些念头必须埋在心里。

医生：你信什么教？天主教？新教？还是别的？

病人：我现在信天主教，以前不是，我父母一个是浸礼会教徒，另一个是卫理公会教徒。两人相处和谐。

医生：你是怎么选择信仰天主教的呢？

病人：大概是天主教符合我对宗教的看法。

医生：什么时候的事儿？

病人：孩子们小的时候，他们当时上的是天主教学校，50 年代初吧。

医生：跟你得病有关系吗？

病人：没有。那时候皮肤问题还不大，我想只要自己有机会安定下来，就去看医生，病很快会好的，你懂我意思吧？

医生：但……

病人：但病情始终没有好转。

医生：你妻子也信天主教吗？

病人：是的，她信。她也是我生病期间改信的天主教。

医生：昨天你跟我聊了一些事儿。不知道你是否愿意再谈一谈，我觉得可能会有帮助。当时我问到你的想法，你提到人们面对同样情况时会产生的种种想法——结束这一切，想自杀，以及你为什么做不到。你还说会听天由命。你能再讲一次吗？

病人：我说过曾经有个医生告诉我："我做不到，不知道你是怎么坚持下来的，换作是我，我就自杀了。"

医生：真有医生会这么说？

病人：是呀。所以当时我就说，自杀就算了吧，我胆子小，做不了这种事儿。这不就少了一个选择嘛，我刚好不用去想。慢慢地，我卸下了思想包袱，想得越来越少。打消了自杀的念头，我也就不用考虑死亡了。然后我得出结论，那就是活在当下。要么对着墙壁痛哭，要么从生活中寻找乐子，哪怕是很小的乐子，只要是尽力做了，总能找到一些开心事。我可以去看一集好看的电视节目，或者听一段有趣的广播，几分钟后，就会忘记瘙痒和不适。我把这些小事称作"意外收获"，如果把每天的"意外收获"凑到一块儿，这一天就收获颇丰，每天都是令人开心的一天。

所以我的烦恼少了很多。每次我感到难受，就试着转移注意力，或者去睡觉。因为说到底，睡觉是治病的良药。有时我睡不着，就静静地躺在床上。要应付这些事儿，还有别的法子吗？就算上蹿下跳，大喊大叫，拿脑袋往墙上撞，我还是痒得难受。

医生：看来瘙痒是这个病最让人难受的地方。你感到过疼痛吗？

病人：到目前为止，痒是最麻烦的。但我脚底也疼得厉害，站都站不起来。现在，最大的问题是皮肤瘙痒、干燥和长鳞屑。我和皮屑较上了劲，说起来都好笑，每天起来后看到床上落满皮屑，就想拿刷子把它们扫干净，换作是普通的碎屑，一扫就掉到地上了，可这些皮屑却跳起来又落到床上，像是长了爪子，简直让人抓狂。

医生：就为了摆脱它们？

病人：就为了摆脱它们，因为它们很顽固，会耗得人筋疲力尽，可回头一看，它们还在那儿。我甚至想过用小型吸尘器，把我身上吸干净。保持干净的念头害得我得了强迫症，因为每次洗完澡，看到身上那些黏糊糊的东西，就知道根本不可能洗干净，觉得该重新洗一次才行。时间都耗在进出浴室上了。

医生：J先生，在你住院期间，谁对你的帮助最大？

病人：谁的帮助最大？这儿的每个人都知道我需要什么，想要什么样的帮助。有些事我还没想到，他们已经帮我做了。有个姑娘注意到我手指头疼得点不了烟，我听见她对其他护士们说："你们来查房的时候，记得问问他要不要抽根烟。"哎呀，真不敢相信。

医生：他们是真的关心人。

病人：这感觉确实不错，我这辈子不管去哪儿，别人都挺喜欢我。我打心眼儿里感激他们。我是个本分人。我从来不去瞎想当什么社会改良家。但在这个城市，我总能找出几个人，干什么工作的都有，说我曾经帮过他们。我自己也不明白为什么，我就是这样的人，就想别人能过得好些。我会尽力帮他们学会自我调节。我能找出很多人，他们会告诉别人我是怎么帮他们的。不过话说回来，每个我认识的人也帮过我。我觉得我在这世上没有敌人。我也相信这世上没有谁要害我。几年前，有个大学室友来看我，我们俩聊起了在学校的那些日子。记得当时在宿舍，每天无论什么时候，总有人提议去玩把某个人赶出宿舍的游戏。接着他们就会跑过来，生拉硬拽地把此人从宿舍里拖出去。这是个恶作剧，动作有些粗暴，但无伤大雅。他还告诉过他儿子，说我们俩当年像两截粗木桩杆在门口，把那些人挡在外面，不准他们来捣乱。我俩很壮实，不好惹。我们会在走廊追得他们落荒而逃，我们的宿舍从来没被人洗劫过。我们还有个室友，是学校田径队的，跑百米短跑，恶作剧的五个家伙还没有冲进房门，他已经冲了出去，跑到楼下大厅，距离差不多有七十码。他一跑起来，没人逮得到。估摸着差不多了，他才回来，大家一块把宿舍收拾好，然后上床睡觉。

医生：这也算"意外收获"吧？

病人：一想到过去，我就会记起当年一起干过的傻事。有天夜里，几个人跑到冷飕飕的宿舍来。我们想看看谁最不怕冷，当然，每个人都觉得是自己。于是我们决定打开窗户，室内没有供暖，室外的温度是零下十七摄氏度。我记得当时自己戴了一顶羊毛帽子，穿了两件睡衣加一件浴袍，脚上套了两双袜子。我猜其他人都是这么穿戴的。第二天一早醒来的时候，我们发现整个房间，包括每扇玻璃和别的东西都结了冰，冻得硬邦邦的。碰到任何一堵墙，就会被粘在上面，因为墙也冻住了。四天后，房间里才慢慢解冻，暖和一点儿。你也会干这样的傻事。有时别人见我脸上露出一丝微笑，心想这家伙是不是疯了，被病魔压垮了。其实我只是刚好想起了一些陈年往事。昨天你问我，医生和护士该做些什么才能帮到病人。这要看病人的情况，看他的病情有多严重。要是病入膏肓，也许一点儿也不想被人打扰，只想静静地躺着，不希望有人在身上摸来摸去或者量血压、测体温。我是说，就像是每次人们想放松一下，却总有人来捣乱一样。我觉得医生和护士尽量不要去打扰病人。因为等病人感觉好一点儿了，自己就会抬起脑袋，关心周围的事，那时他们就可以进来，慢慢地给病人加油鼓劲，哄病人吃药进食了。

医生：但是 J 先生，如果我们不理那些晚期病人，他们不是会更难受、更害怕吗？

病人：我觉得不会。不是不理他们，也不是要疏远他们什么的。我是说，病人在病房里待着，正躺得舒服，有人跑来拍他的枕头，可他并不想把枕头拍得蓬松些。他的脑袋靠着正合适。他们都是出于好意，所以他只好由他们折腾。接着又来了一个人，问："你想喝杯水吗？"哎呀，如果他真的想喝水，肯定会叫人的，但他们还是给他倒了一杯。他们这么做完全是一片好心，想让他感觉舒服点。但在某些情况下，如果每个人都无视他的存在——哪怕一小会儿工夫，他也会觉得更自在些。

医生：你现在也想一个人待着吗？

病人：不，现在还好，上周——

医生：我是说现在，访谈的时候。这也让你感觉累吗？

病人：哦，我说过累，但我反正没事儿，回去了又是躺着休息。不过呢，这些话说多了也没什么意思，因为再过一会儿，就是老调重弹了。

医生：你昨天似乎也很担忧。

病人：是呀，没理由不担忧。要是你一个星期前见到我，肯定不会考虑把我作为采访对象。我只能抖出半句话，脑子迷糊得连自己的名字都想不起了。不过，嘿，我终于挺过来了。

牧师：你对过去这一周有什么看法？又是一次"意外收获"吗？

病人：我希望这种情况能继续下去。这个病隔一段时间就发作，像个大轱辘转个不停，时好时坏。他们给我试了新药，也许能舒缓一下过山车般的心情。起初，我的感觉要么特别好，要么特别坏。厄运已经过去了，好运会降临的。我会感觉很好，因为运气还剩了一点儿。哪怕我什么药都不吃，或者对病情不闻不问。

医生：那你现在处于感觉不错的阶段哟？

病人：是的。

医生：我想现在该送你回病房了。

病人：非常感谢。

医生：谢谢你能来，J先生。

病人：不客气。

二十多年的病痛折磨，让 J 先生变成了一位哲学家。他把愤怒掩藏在心里。这次访谈，他想表达的是："我一直好好努力，为什么是我？"他讲述了自己年轻时有多么强壮，能忍受寒冷和艰辛，照顾子女和家庭，以及他如何勤奋工作，从来不受不良少年的蛊惑。经过多年的奋斗，孩子们长大成人，他开始希望能过上几年好日子，外出旅行、度假，享受一辈子辛劳的成果。但是现在，所有的梦想都化成了泡影。现在他必须打起精神，保持冷静，与瘙痒、不适、疼痛作斗争。

回顾与病魔的斗争历程，他一步步打消了脑子里出现过的一个个念头。自杀"出了局"，惬意的退休生活也不可能了。随着病情恶化，他的选择余地在不断缩小，期望和要求越来越低，最终被迫接受现实，忍受一次又一次反复的病情。感觉糟糕的时候，他希望不受打扰，尝试着入睡。要是感觉好一点儿，他会让别人知道自己乐意跟人交流，变得健谈。"你会走好运"意味着他对病情下一次好转充满期待，他心中还有另一个希望：新疗法、新药物能把他从苦难中解救出来。

他会怀着这份希望活到生命的最后一天。

第九章

病人的家属

父亲参加完葬礼回来了。

他七岁的儿子睁大着眼睛，伫立在窗边，一只金色的护身符挂在他的脖子上；他的脑海里充满了小小年纪难以理解的思想。

他的父亲把他搂在怀里，而他却问道："妈妈在哪儿？"

"在天堂里。"他的父亲指着天空回答。

一盏孤灯在卧室的门口闪着幽微的光亮，一只蜥蜴在墙上捕捉飞蛾。

孩子从睡梦中醒来，用手摸索着空荡荡的床，然后悄悄地走到外面宽敞的平台上。他仰面朝着天空，在沉默中久久地凝神而望；他那困惑的心灵把疑问射向遥远的黑夜："天堂在哪里？"

没有传来一声答复；只有繁星宛若一滴滴炙热的泪珠，闪烁在无知的黑暗里。

——泰戈尔《游思集》第二部分，第二十一首

· 家庭的变故对家人的影响 ·

如果抛开病人的家属，我们根本没办法真正有效地帮助晚期患者。在患者生病期间，家人扮演了非常重要的角色，其反应和表现会极大地影响患者。比如，丈夫因为身患重病住院，家里的情况也会发生变化。妻子不得不适应这种变化，因为她失去了安全感，无法依赖丈夫，于是压力倍增。之前丈夫承担的一些家务琐事，现在都得由她亲自动手。她必须调整自己的日程安排，以适应越来越多的、陌生的新要求。一夜之间，她要开始学着做生意，忙于家长里短，这些也许都是她以前不用操心的事情。

如果她去医院探望丈夫，首先要考虑的是交通出行，她出了门，还得请人在家看孩子。家里的气氛会出现微妙的或者急剧的变化，影响到孩子们，也增加了她的负担和责任。她突然觉得自己变成了一个单亲妈妈。

妻子关心和担忧丈夫的病情，被额外的事务和责任压得喘不过气，会越来越感到孤独，甚至心生怨恨。亲戚朋友的帮助总是来得不及时，他们关心病人家庭的方式常常令人难以接受。街坊四邻提出种种建议，但往往是帮倒忙，派不上用场。相反，要是有位善解人意的邻居上门不是为了"打探最新消息"，而是来帮这个妈妈分担一些家务事，偶尔做顿饭，或者带孩子出去玩，那才是帮了大忙。对 S 太太的访谈就是一例。

如果是妻子生了病，丈夫的失落感更强烈，因为他不习惯家里少了女主人，不擅长处理一些跟孩子相关的事儿，比如上学放学、课外活动、吃饭、穿衣等等。一旦妻子卧床不起或者行动不便，他就会有这种失落感。跟女性相比，男性更难接受角色的转换，以前，他下班回了家就有人照顾，现在却要去照顾别人；忙了一天，他想坐着休息一下，却只能看着妻子坐在沙发上看电视。慢慢地，他开始怨恨这种变化。"为什么她偏偏要在这时候，在我刚接手这个项目的时候生病？"有个丈夫这样埋怨道。从潜意识的层面分析，他的反应很常见，也不难理解。他就像是一个被母亲抛弃了的孩子，只是我们往往意识不到自己的内心永远怀着一股孩子气。对这些丈夫，给他们机会放松一下，就能帮到他们，比如某天晚上找个人帮忙做家务，他自己出去打打保龄球，玩个痛快，心头还没有负罪感，顺便发泄在家中面对病人时不方便发泄的怨气。

在我看来，要家人每时每刻陪在患者身旁，简直太残忍了。就像我们需要呼气、吸气，家属们也需要时不时离开病房，去外面"充充电"，过一段时间正常人的生活。如果我们一直笼罩在病痛的阴影中，就会做什么事儿都提不起精神。我听过一些病人的亲戚朋友抱怨，说病人家属怎么忍心周末外出旅行，或者看戏、看电影，家里明明有人重病卧床，还跑出去吃喝玩乐，这种行为需要谴责。我觉得最好让病人和家属都认识到，虽然家里有人患病，但家庭生活不应该受到干扰，该娱乐消遣就去娱乐消遣。其实，患病更像是一次机会，帮助家人逐渐调整心态，如果病人有一天离开了人世，家人的生活仍然要继续。跟晚期病人一样，家属也无法随时都有勇气面对死亡，他们不能只和病人待在一起，放弃与外界的交流。他们也需要否认或者逃避令人悲伤的现实，而在需要的时刻，神采奕奕地站在病人面前。

有人患病后，家里就会发生一系列的变化，直到病人去世后很长一段时间，生活才慢慢恢复到从前的样子。所以病人家属要注意分配自己的精力，免得自己在最被需要的时候已经筋疲力尽了。合理分配精力，才能既照顾好病人，又不扰乱自己的生活。总之，需要找到一种平衡。

• 交流中的问题 •

医生通常会把病情告诉病人的妻子或者丈夫，由他们决定是否该把情况告知病人，以及对病人和家里人透露多少详情。最困难的是跟孩子们说这个事，尤其是小孩子，要考虑在什么时候、用什么方式说给他们听。

能否熬过这几天或者这几周，要看家里有哪些成员，以及家里人的关系如何，取决于家庭成员之间的沟通能力，以及是否有能随时伸出援手的朋友们。一个冷静的局外人能扮演听众的角色，倾听病人家属的忧虑、愿望和需求。他还可以提供法律咨询、起草遗嘱并安排子女的抚养问题。除了这些具体的事务，病人家庭还需要一个调解人，类似第六章对 H 先生的访谈中提到的那位。

病人的问题会在某个时候得到解决，但家人的困扰仍将继续。其实很多问题都能在病人生前通过讨论妥善处理。但不幸的是，人们总是习惯在病人面前隐藏自己的真实情感，装出一张笑脸，表现得很高兴，而这些伪装迟早会撑不下去。我们采访过一位身患重病的丈夫，他说："我知道自己时间不多了，别告诉我妻子，她会受不了的。"当我们和来医院探视的妻子不期而遇时，她说的话跟丈夫一模一样。其实他俩心里都明白，就是没有勇气告诉对方——他们可是结婚三十年的夫妻呀！多亏年轻的驻院牧师，两人才把话说开了。当着牧师的面，夫妻俩在病房里畅谈了一次，谈完后，两人都如释重负，终于不用再变着法子欺骗对方了。他们开始着手安排一些事情，一些需要两人共同做决定的事情。后来，他们对这个"幼稚游戏"相视而笑，纳闷究竟是谁先琢磨出这个游戏的？要是没有外人帮忙，这场游戏还会玩多久？

我觉得病人能帮助家人正视即将到来的死亡。方法有很多，其中之一是他可以坦然地与家人交流自己的想法和感受，与他们达成共识。如果病人不被病痛击垮，而是向家人展示一个人是如何镇定自若地拥抱死亡的，他们就会永远记得他的勇气，在悲伤之余，对他多几分敬重。

伴随死亡降临，内疚大概是最令人痛苦的感觉。当病人被诊断出患上了绝症，家人常常会很自责，比如妻子会说"要是早一点儿送他去看医生就好了"，或者"我早该注意到一点儿苗头，催他去医院"。不用说，妻子能从朋友、家庭医生和牧师那里寻求帮助，他们劝她不要那么自责，说她已经尽了力。不过，我觉得光说"别骂自己啦，又不是你的错"是不够的。倾听妻子们的讲述，我们能找出造成她们自责的实际原因。人们会因为曾经抱怨过世的家人而责备自己，但在现实生活中，谁没有在怒火冲天的时候诅咒某人马上从眼前消失、滚蛋，或者咆哮出"去死吧"这样的话？第十二章里接受我们访谈的那位丈夫就是个极好的例子。他有理由冲妻子发火，因为妻子离开了家，跟她兄弟住在一起，而他觉得那家伙绝对是个纳粹分子。她撇下了患病的犹太丈夫，还把两人的独子培养成了基督徒。她去世的时候，丈夫不在身边，为此，丈夫继续埋怨她。不幸的是，他再也没有机会一吐胸中的怒火，悲伤加上内疚，使他的病日渐加重。

在私人诊所，能遇见很多丧偶者，因为无法从悲痛和内疚中走出来，而后自己身上也出现了发病的症状。要是有人能在其配偶去世前帮助夫妇俩消除彼此的隔阂，问题就会解决大半。人们不愿谈论死亡和临终，这是很自然的，尤其是死亡突然降临到某个家庭成员头上的时候，让我们突然意识到死神近在咫尺。经历过这场危机的人，会发现迈出交流的第一步最难，但随着经验的积累，后面就简单多了。这时候夫妻双方不再相互疏远、紧闭心门，而会进行更有意义、更深层次的交流，等到劫后余生，彼此的亲密和默契更是大大增加了。

另一个病人和家属之间缺乏交流的例子与 F 太太有关。

F太太，黑人，重症晚期，身体很虚弱，已经一动不动卧床好几个星期。看到她裹在白色被单里的黑色身躯，我不禁联想到可怕的枯树根。因为患病，她的身形和面目都已经难以辨认。她的女儿一直陪在母亲身边，沉默地坐着。医护人员寻求我们援助，不是为了F太太，而是为了她女儿。大家都很担心F太太的女儿。一周接一周，她们目睹了女儿守在母亲床边的时间越来越长。她放弃了工作，从早到晚默默地陪着垂死的母亲。要不是护士们注意到她来病房的次数虽多，跟母亲交流的次数却很少，也不会那么担心。病人最近中风过一次，说不了话，四肢也动不了，大家猜她的大脑也许已经停止了运转。女儿只是静静地坐在那儿，从不和母亲说一句话，也没有比画一个姿势，向母亲表达关爱。

　　我们走进病房，邀请F太太的女儿参与访谈。女儿快四十了，仍然单身，我们希望了解她频繁来病房探视母亲的原因，因为这意味着她越来越远离外面的世界。护士们很担心F太太去世后，她的女儿该怎么活下去，虽然原因不同，但母女俩都不善沟通。不知是什么原因，陪F太太的女儿离开病房之前，我走到F太太床边，想跟她打个招呼。或许是因为我带走了她的访客，又或许是我的习惯，想让病人知道我们在做什么。我告诉她，我要把她女儿带走一小会儿，因为我们担心她如果一个人过日子，能不能过得好。病人望着我的一刹那，我明白了两件事：第一，她看似无法跟人交流，却对周围发生的一切都了然于心；第二，我得到一个难忘的教训，即使是对那些无法对外界刺激产生反应的病人，也不能轻易将他们归入"植物人"的行列。

我们和 F 太太的女儿聊了很久。她辞了工作，本来就少得可怜的几个朋友，如今也不再来往。她几乎不回家居住，所有时间都陪在母亲身边。她从来没考虑过要是母亲哪一天不在了，自己该怎么办。她觉得必须夜以继日地守在病房里，过去的几个星期，她每天晚上只睡了三个小时。她开始怀疑把自己搞得如此疲惫，是不是为了逃避现实。她不敢离开病房，生怕一跨出去，母亲就会去世。母亲病了很长时间，直到最近才不能开口说话，但她从来没有跟母亲讲过心里话。访谈快要结束的时候，她终于流露出内疚、矛盾和怨恨——或许是讨厌这种与世隔绝的生活，又或许是讨厌被人抛弃的感觉。我们鼓励她把心头的话都说出来，建议她找一份兼职，好在病房外多一些人际交往，并且告诉她需要谈心的话，随便找我们哪个都行。

陪她一起回到 F 太太的病房后，我把谈话内容告诉了病人。我问 F 太太能否同意女儿每天只在某个时段来探望她。她直直地盯着我们，如释重负地叹息了一声，然后闭上了双眼。一位护士目睹了这个场景，对病人的反应感到惊讶不已。护士很感激我们，因为所有的护理人员都很关心这个病人，见病人的女儿内心如此痛苦却又无法表达，每个人都情绪低落。后来，F太太的女儿找了一份兼职，更加让护理人员欣慰的是，她还把这个好消息告诉了母亲。现在来探视母亲，女儿的心头少了些矛盾、勉强和怨恨，每次见面都气氛融洽。在母亲去世前，她开始重新与医院内外的人交往，还结识了几个新朋友。几天后，母亲安然辞世。

Y先生是另一位让我们难以忘怀的访谈对象，他向我们展示了一个原本拥有数十载美满婚姻生活而如今快要失去妻子的痛苦、绝望而又孤独的老人形象。

Y先生是一个消瘦的老农夫，饱经风霜，一辈子没到过大城市。他忙着在自家田里耕作，接生过数不清的小牛犊，还把几个子女都抚养成人，他们如今住在全美各地。多年来，他和妻子相濡以沫，过着"习惯了对方存在"的日子，谁也不敢想象失去了另一半的日子。

1967年秋天，妻子得了重病，医生建议他们去大城市就医。Y先生内心挣扎了很久，眼见妻子日渐虚弱憔悴，他终于带她到了一家"大医院"。入院后，她被送进了重症监护室，但凡去过那儿的人，都会感慨那里和乡下简陋的病房有天壤之别。每张床上都躺着危重病人，有刚出生的婴儿，也有花甲老人。每张病床都配备了这位老农夫没有见过的先进仪器。床边的架子上挂满了输液瓶，吸痰器轰轰作响，监控仪嘀嗒嘀嗒，医护人员忙个不停，确保每一个设备运转正常，随时关注着重要的信号。监护室里嘈杂喧闹，空气中充满了紧张，每一次决定都性命攸关。站在往来的人群中，这个从没到过大城市的老农夫感到手足无措。

Y 先生坚持要陪在妻子身边，但院方明确表示每小时只有五分钟探视时间，于是每隔一小时，他就进去站五分钟，看一看妻子苍白的面容，紧握住她的手，嘴里絮絮叨叨几句，直到有人不留情面地催促："请离开病房，时间到了。"

我们的一个学生注意到了 Y 先生，觉得他看起来很沮丧，在医院走廊来回踱着步，就像是一个游荡的孤魂。学生带 Y 先生来我们的研讨课，他向我们诉说了心头的痛苦，倾诉一番后，他感觉轻松了不少。他在国际公寓租了一间房，住在那儿的基本是学生，大多数才回来为新学期做准备。为了给学生腾房间，房东通知他尽快搬走。公寓离医院不远，老人每天要来回走几十次。这儿没有他的立足之地，没有人搭话，更别提要是妻子再多活几天，连病房的床位都不一定保得住。此刻，他痛苦地意识到，自己就要失去妻子了，等他回家的时候，只剩他孤零零一个人。

他说着说着，开始对医院发起火来——他气那些冷酷无情的护士们，每小时只让他见妻子五分钟。短短五分钟，就碍了她们的事儿吗？难道他就得用这种方式，与相濡以沫五十年的妻子告别？可我们要如何向一位老人解释，重症监护室就是这样子的，管理制度规定了探视时间，而且空间有限，确实容不下太多访客——即便不为病人着想，也要为那些精密的仪器考虑吧？但我们又不能讲些丧气话，比如："你说爱自己的妻子，你们在农场一起过了那么多年，为什么不让她在那儿等死呢？"他也许会说，自己和妻子已经亲如一人，好比树干和树根，离开了谁，谁就活不了。这家大医院有希望延长妻子的生命，那么他一个乡下的老农夫，甘愿冒险来到这儿，只为医院承诺的一线生机。

我们帮不上太多忙，只帮他找了个付得起房租的安全住处，然后把情况告诉了他的几个儿子，说他很孤单，亟需他们的陪伴。我们还跟医护人员谈了谈，虽然没能争取到更长的探视时间，至少让他在和妻子短暂相处的五分钟里，不再受别人打扰。

的确，在每家大医院里，这些事每天都会发生。在这样的病区附近，应该为病人家属安排住处，或者开辟一些房间，方便家属坐下来休息、用餐，让他们可以相互交流一下内心的孤寂，说不定还能在漫长的等待中相互安慰。社工和牧师要随叫随到，安排足够的时间与每一个家属交谈。医生和护士也要时不时去那里转转，为家属们答疑解惑。但现实通常是根本没人理会病人家属。他们在走廊上、咖啡厅或者医院附近漫无目的地走来走去，一逛就是好几个小时。他们要求不高，只是想跟医生见一面，或者找护士了解一下病人的情况，但等到的答复是医生正在手术室或者别的地方忙碌，抽不出空来。护理人员的人数倒是增加了，她们一对一地负责病人的起居，但不清楚病情，而病人也叫不出主治医生的名字。家属们面对医生和护士的互相推诿，只得向驻院牧师求助。他们已经不指望牧师能介绍病人的情况，而是找他诉诉苦，寻求理解和安慰。

对于有些病人和医护人员来说，家属少来医院探视几次，并且减少每次的逗留时间，会让他们轻松不少。我记得有这么一位母亲，她不准任何人照顾二十岁的儿子，自己像看护婴儿一样看护他。小伙子基本能自理了，母亲还要帮他擦澡、刷牙，甚至上完厕所还要帮他擦屁股。结果只要母亲一来，儿子就发火。护士也怕她、讨厌她。社工跟她谈过，她听不进去，还把别人骂跑了。

是什么原因让这位母亲对儿子过度焦虑，并对外人充满敌意呢？我们想了解她，找到合适的方式，减少她来医院的次数，因为她一出现，就惹得病人和护士心烦，让他们觉得凡事都被她挑刺儿。跟医护人员讨论过后，我们发现问题也许是我们把自己的愿望强加到了病人身上——再进一步分析，病人没有拒绝，在一定程度上鼓励了母亲的做法。他要在医院待几个星期，接受化疗，然后回家住一段日子，也许再次入院。虽然看不惯她的做法，但我们出手干预会不会影响他们的母子关系？是不是因为护士们觉得她是个"坏妈妈"，让我们动了打抱不平的念头，把气撒在她的头上？认识到这一点后，我们对这位母亲的怨气打消了很多，同时，我们将病人看作一个成年人，告诉他要是受不了母亲跋扈的做法，有权限制她的探视次数。

我不知道这样做收效如何，他没多久就出院了。但我觉得这是一个值得关注的例子，提醒我们不能仅凭个人感受来判断某件事对某人而言是好还是坏。就此事来说，小伙子可能觉得只有暂时回到孩童时代，才熬得过病魔，而母亲正好释放母性的关怀，既满足儿子的愿望，又获得一丝心理安慰。但事实也不尽然，母亲一来，病人就明显很生气、厌恶，可他又没有拒绝，只有当着其他家庭成员和医护人员的面，他才表现得有主见。

· 家属应对危重病情 ·

跟病人一样，家庭成员们也会经历各个阶段来面对现实。起初，大多数人不相信这是真的。他们觉得家里人不可能得这种病，像"逛街"一样从这个医生换到那个医生，希望之前的诊断结果是错误的。他们找算命先生，求助于信仰疗法，看能不能帮上忙，或者安定一下心情，却无济于事。他们支付高昂的费用，去有名的诊所、找知名的医生，最后死了心，接受了现实——生活跟以前再也不同了。这时候，病人的心态、对病情的了解和与家人的良好沟通，有助于家人应对这场变故。如果双方能消除彼此的忧虑，就能尽早处理重要的事务，减轻因为时间紧迫和愁苦悲痛而带来的压力。但要是每个人都把秘密藏在心底，人为地竖起一道屏障，病人和家属就很难做好准备，抒发心头的痛苦。跟那些成员们能偶尔聚在一起倾诉、一起大哭的家庭相比，这种家庭到头来更扛不住、挺不过。

病人会经历愤怒阶段，家属也会。他们把怒气撒在最早为病人做检查却没有确诊的医生身上，撒在把残酷的现实摆在他们面前的医生身上。家属冲着医护人员发火，哪怕他们水平再高超，在家属眼里对病人也照顾得不够。这也许是家属强烈的嫉妒心在作怪，因为他们不能或者不被允许跟病人待在一起，无法照顾病人，所以觉得自己受了骗。他们感到内疚，想弥补自己的过失。所以，趁患病的亲人尚在人世，帮家属把这些情绪宣泄出来，他们会舒服很多。

跨过愤怒、怨恨和内疚的阶段后，和病人一样，整个家庭会步入预备性的悲痛阶段。死亡降临前，家属将悲痛尽情释放，反倒能接受死亡的结局。我们经常听见病人家属骄傲地说，当着病人的面，他们永远能保持一张笑脸，但总有一天，他们无法维持这个假象。很少有人明白，病人更容易接受家人的真情实感，要是强装笑颜，病人一眼就能看穿。伪装就等于掩饰，意味着家人不愿意陪自己共渡难关。

如果一家人能展开情感上的交流，他们就会慢慢正视即将到来的永别，共同接受这个结局。对家属来说，生离死别最令人心碎。病人陷入弥留，然后离开这个世界，与亲人告别。他们有一点捉摸不透：为什么临终的人在找回内心的平静、接受死亡的命运后，会把自己与外界隔绝，远离这个世界，远离他的亲人，但要是一个人紧抓住心心念念的人和事不放，他又怎么能安然辞世呢？当病人提出要见一见好友，然后想见孩子，最后只想看一眼妻子时，我们就懂了，他是在跟这个世界说再见。家属常常误以为他在讨厌谁、嫌弃谁。我们遇到过几位病人的配偶，他们对这种再正常不过的、健康的现象意见很大。我认为，对家属最大的帮助是告诉他们，病人只有正视了死亡，才能逐渐进入这样一种宁静超然的状态。对此，家属应该感到欣慰，而无须悲伤和怨恨。这时，最需要帮助的不是病人，而是病人家属。我倒不是说把病人晾在一边，如果他们有需要，我们就及时上前，但病人已经无欲无求，就不用去打扰了。如果我们不向家属解释清楚其中的缘由，就会出现第七章中 W 太太面对的问题。

站在家人的角度，除了幼童早夭，最令人悲伤的是家里的长辈过世。无论一起住还是分开住，每一代人都有自己的生活方式，应该保留各自的隐私，满足不同的需求。老年人已经完成使命，做出了经济贡献，为自己挣得了安享余生的权利。只要保持身心健康，有自理能力，就能实现这一切。但我们也见过很多老人，腿脚不灵便，脑子也糊涂，需要花很多钱才能在家人眼中维持体面和尊严。这时候，全家人不得不面临一个艰难的抉择：为了让老人走得顺利，必须动用所有的资金，包括他们自己的贷款和养老金。但不幸的是，家里花了这么多钱，病人的病情却毫无起色，只能维持基本的生命体征，一旦出现并发症，费用还会激增，此时，家属只希望病人能走得快一些，少点儿痛苦，但谁也不敢说出口。显然，这样的想法会让他们产生内疚感。

我想起了一个老妇人，她入院几个星期了，要求享受私人医院最全面、最昂贵的看护。所有人都以为她来日无多了，但是过了一天又一天，她还是老样子，病情没有起色，也没有恶化。女儿左右为难，是该送她去疗养院呢，还是继续待在医院里。女婿牢骚满腹，怪她花光了夫妇俩所有的积蓄，为此跟妻子吵了无数架。但一想到让她出院，女儿又很内疚。我去探望这个老妇人时，她看起来害怕又疲惫，我问她为什么如此害怕，她盯着我好一阵，终于说出了之前难以启齿的话，因为连她自己也清楚这种恐惧有多么不切实际。她说怕"被虫子活活咬死"。我吸了一口气，想猜出这句话的真实含义，这时她女儿脱口而出："如果是害怕这个，让你不敢死的话，我们干脆把你送去烧了吧。"女儿的意思是采用火葬的方式，母亲就不怕虫子咬，可以安心上路。郁积已久的愤怒，通过这句话表达了出来。我和病人单独坐了一会儿，平静地聊了聊这个困扰她一生的恐惧——因为怕被虫子吃掉，她害怕死亡，觉得死后也会被虫子撕咬。说出心里话后，她感觉轻松多了，对女儿的愤怒表示完全理解。我鼓励她把这些话告诉女儿，这样女儿才不会因为刚刚说的那番话而感到内疚。

　　我在病房外遇见她女儿，把病人的想法转告了女儿，两人终于坐在一起聊起知心话，说出内心的顾虑，最后还安排好了葬礼、火化等事宜。母女俩不再像以前那样沉默地对坐着生闷气，而是交流情感、彼此安慰。第二天，病人与世长辞。要不是亲眼看见她平静的遗容，我肯定以为她是被女儿那句话气死的。

　　另一个容易被忽视的是病人的具体病情。我们会觉得癌症病人是这个样子，而心脏病患者是另一种样子。在我们想象中，癌症是长期而痛苦的折磨；心脏病则来得突然，虽然致命，却没有痛苦。我认为两者区别很大，一种是眼睁睁看着心爱的人渐行渐远，有充足的时间让病人和家属做好心理准备；另一种则只是接到一个令人心惊肉跳的电话:"事发突然,没救了。"和癌症病人谈论死亡要容易得多,而面对心脏病患者时,我们就有所顾忌,生怕吓着他,引发冠状动脉血管破裂什么的,加速他的死亡。因此,癌症病人的家属更愿意谈论预料中的死亡结局,而心脏病患者的家属对这个话题唯恐避之不及,怕一聊到就招来厄运。我们访谈过的很多心脏病人家属都这么认为。

我记得是在科罗拉多州,有位母亲不准儿子进行任何锻炼,最小量的也不行。儿子很年轻,锻炼也是医生给出的建议。谈话中,我们注意到这位母亲经常念叨着:"万一他运动过度,倒在我面前死了怎么办?"她似乎断定儿子会跟她唱反调,做出这种极端的举动。她恨自己生了一个"不成器的儿子",还抱怨说这一切都要怪她那个没出息的无能丈夫,她完全没有察觉到,这其实是她内心愤怒情绪的表现。几个月里,我们耐心地听她倾吐心声,听她终于把对儿子的不满说出来。她解释道,因为儿子,她脱离了社会生活,荒废了事业,变得跟丈夫一样窝囊。这种家庭关系比较复杂,家人之间的矛盾导致了病人的身体机能进一步退化。与这一类的家庭成员们交流时,如果我们能少一点儿评判和指责,多一份同情和理解,就能帮助病人更轻松、更有尊严地面对自身的缺憾。

下一个例子与 P 先生有关。如果病人已经做好离开的准备,家人却不愿意接受现实，病人的内心就会陷入挣扎。我们的任务始终是帮助病人和家属共同面对危机，一起接受最终的结局。

P先生五十多岁，但样子比实际年龄大十五岁。医生们认为已经没有必要让他继续接受治疗，因为他已经是癌症晚期，瘦得不成人形，而且他缺乏"斗志"。五年前，P先生因患癌症做了胃切除手术，一开始他还能坦然接受病情，对治愈充满希望，但随着身体日渐虚弱憔悴，他变得越来越消沉，直到最近拍的胸片表明癌细胞已经扩散到了肺部，不得不再次住院。我见到他的时候，他还不知道活组织检查结果。现在的问题是，病人身体太虚弱，做化疗还是做手术，谁都拿不定主意。我们对P先生做了两次访谈。第一次拜访时，我做了自我介绍，告诉他如果愿意聊一聊自己的病情以及患病后遇到的问题，随时可以找我。我的话被一个电话打断了，离开病房前，我请他考虑一下，还告诉了他下次拜访的时间。

第二天我再次见到P先生时，他抬起胳膊表示欢迎，并指着椅子示意我坐下。尽管中途被换吊瓶、发药、测脉搏和量血压等打断过几次，我们还是聊了一个多小时。P先生之前就预料到，这次访谈可以帮他"揭开帘子"。他的话语中没有隐瞒，没有闪烁其词。他的日子不多了，没什么宝贵时间需要省着用。他非常渴望找一个听众，分享自己的忧虑和遗憾。

头一天，他还在说："我想睡觉、睡觉、睡觉，永远不醒来。"第二天，他虽然重复了同样的话，却加上两个字——"但是"。我疑惑地看着他，他用虚弱而轻柔的嗓音告诉我，妻子来看过他了，妻子坚信他能挺过去，等着他回家照看花园和园中的花草，妻子还提醒他别忘了早点儿退休，然后搬到亚利桑那州去，过几年舒心的日子……

谈到二十一岁的女儿时，他掩饰不住温情。女儿向学校请了假来看他，却被他的样子吓坏了。说起这些，他陷入深深的自责，觉得让家人失望了，辜负了母女俩的期望。

我跟他讲了自己的看法，他点点头表示赞同。接着，他说了很多感到遗憾的事情。婚后最初几年，他一直努力改善家里的物质条件，想"给她们一个好家园"，为此，他忙得几乎没有时间陪家人。查出患上癌症以后，他每时每刻都想跟家人在一起，却为时已晚。女儿念大学了，有自己的朋友，而在她童年时代，需要父亲的时候，父亲却在忙着赚钱。

谈到现在的状况，他说："睡觉是唯一的解脱。醒着的时候，每分每秒都是煎熬，纯粹是煎熬。没一刻消停。我曾亲眼见过两个被处决的人。我羡慕他们。第一个人，我就坐在他对面。当时我什么感觉也没有，现在，我觉得他是个幸运的家伙。他该死。但他没有受煎熬，死得快，毫无痛苦。我现在躺在这儿，每个小时、每一天都痛不欲生。"

P先生并不太在意身体上的疼痛和不适，他经受着精神上的折磨，觉得自己是个"失败者"，辜负了家人的期望。他渴望"由他去吧，睡，睡，睡"，但身边的人偏要他撑下去，在他耳旁叽里呱啦。"护士进来喊我吃点东西，不然身体会垮掉；医生过来告诉我，他们换了个新疗法，希望我听了后感到高兴；妻子跟我讲出院后还有好多事儿要做；女儿就直直地看着我，说'你得好起来'——这样子，叫人怎么安静地离开？"

有那么一瞬间，他的脸上露出微笑："我会接受这次治疗，然后回家。第二天我就去上班，多赚点儿钱。我的保险金应该够支付女儿上学，她还需要我这个父亲一段时间。但你我都清楚，我已经做不到了。她们要学着面对现实。这样我走的时候，才能轻松些！"

P先生和第七章那位W太太的例子一样，说明病人家属要是没准备好"放手"，就会想方设法阻止病人从俗世的牵绊中解脱出来，让病人无法撒手，迎接即将来临的死亡。W太太的丈夫站在床边，提醒她两人的婚姻有多么幸福，不应该过早结束，还央求医生尽最大的努力挽救她的生命。P先生的妻子也告诉他还有承诺没有兑现，任务尚未完成，大致意思和 W 太太的丈夫一样，希望对方还能在自己身边多陪几年。我不能说这两位家属是在刻意回避现实，因为他们都清楚病人的状况，但两人都出于自身的需要，不愿正视现实。在其他人面前，他们坦然接受患者的病情，唯独当着配偶的面时却否认这一切。其实病人最想听到的，是家人说自己也意识到了病情的严重性，并且坦然接受最后的结果。如果家人认识不到这一点，病人就会如 P 先生所说，"醒着的每分钟都纯粹是煎熬"。聊到最后，我和 P 先生都希望他的至亲能够学会面对他不久于人世的现实，而不要寄希望于如何延长他的生命。

这个男人已经做好准备告别这个世界了，他即将跨入最后的阶段，世间再也没有让他留恋的东西，结局就是那样。在这种情况下，对他全力救助还合适吗？打针、挂吊瓶、各种维生素、兴奋剂、抗抑郁药物、心理治疗加对症下药，所有这些也许能为病人争取来几天"缓刑"。一番折腾下来，病人抱怨的多，感激的少，而且我坚持认为病人有权选择平静而有尊严的死法。如果病人的意愿和我们相悖，那么不应该利用病人来满足我们的需要。身患绝症，但神志清醒、有自理能力的病人，完全能自己做决定。我们要尊重病人的意愿，听取他们的意见，如果与我们的看法不一致，要明确指出矛盾所在，将决定权交给他们，考虑下一步采取什么干预措施和治疗方式。我采访过的病人中，还没有哪一位表现得不理智或者提出让人难以接受的要求，包括前文提及的两个精神状况不佳的女病人。她们一直在接受治疗，尽管有一位始终否认自己得了病。

· 病人去世后的家庭状况 ·

病人一旦去世，再跟家属聊什么上帝的慈爱，未免太残忍、太不合适。我们没有做好准备便失去了亲人，我们愤怒、生气、绝望，得把这些情绪通通发泄出来。同意尸检后，家属被晾在一旁，心中满是苦涩，麻木地走在医院的走廊上，无法接受这个残酷的事实。病人去世后的几天里，他们忙于各种杂事、安排葬礼、接待吊唁的亲友。葬礼结束，亲友们纷纷散去，空虚和无助终于涌上心头。此刻，如果有人陪他们说说话，特别是对方与死者生前有过接触，了解一些死者的趣事，家属肯定会很感激。这么聊一次，能帮助家属扛住亲人离世的打击，熬过伤痛，逐渐接受现实。

很多死者家属会陷入回忆和遐想，觉得自己还能和死者说话，似乎对方还活着。他们这样做会让自己远离现实世界，更难面对亲人已逝的现实。不过对有些人来说，这是唯一的解脱方式，嘲笑他们，或者天天逼他们接受，才是最残忍的。最好的办法，是理解他们的做法，帮他们慢慢从自我封闭中走出来。我见过一些年轻的寡妇，刚结婚就失去了丈夫，毫无心理准备。在战争年代，类似的情况更常见，小伙子们去了前线、战死疆场，不过我相信在那时候，家属已经做好了亲人一去不回的准备。相比之下，丈夫得了急病，意外亡故，更叫人措手不及。

最后要提到的是孩子。他们往往被人遗忘，这倒不是因为没人关心他们，而是关心得过了头。跟孩子们谈论死亡，总让人感觉不舒服。他们对死亡有不同的理解，所以要因人而异，考虑该怎么说、说些什么。三岁以前的孩子只懂什么是"分别"，接下来会对"缺损"一词产生恐惧。这个年龄段的孩子活泼好动，第一次"踏进世界"，或者骑着三轮车在人行道上探险。在这样的环境中，他可能会目睹自己心爱的宠物被车轮碾过，或者可爱的小鸟被猫撕成碎片，这就是他对"缺损"的理解，因为在这个年纪，孩子刚开始关心自己的肢体是否健全，害怕遭受损坏。

正如第一章所提到的，在三到五岁的孩子眼中，死亡并不是永恒的，而更像是一个球茎，秋天埋进土里，来年春天又会发芽开花。

五岁以后，死亡变成一个面目狰狞的妖怪，会把人抓走，不过仍然是来自外部的力量。

九到十岁，孩子对死亡的理解开始贴近实际，他们把死亡看作生命走向终结的自然过程。

对父母的死，孩子有不同的反应，有的会安静地躲起来不见人，有的会大声痛哭，引来别人关注，得到一个心爱的东西，转移对死者的注意力。孩子无法区分愿望和行为（详见第一章），所以会觉得懊悔、内疚，认为是自己害死了父母，害怕受到严厉的惩罚和报应。但另一方面，他们也许会冷静地接受这场离别，说"她明年会回来度春假"，或者偷偷为她留一个苹果，免得她在短暂的旅途中饿肚子。在这段特殊时期，心烦意乱的大人们如果不理解孩子的这些行为，骂孩子，或者纠正孩子的做法，那么孩子就会把悲伤藏在心里，为以后的心理问题埋下祸根。

青少年的反应和成年人基本一致，当然，青春期是一个麻烦的阶段，失去了父母，成长的过程更艰难。我们要多听听年轻人的心声，无论是内疚、愤怒，还是单纯的忧伤，要鼓励他们把情绪释放出来。

· 消除悲伤与愤怒 ·

我想重申的是，如有必要，让家属说出来、哭出来甚至吼出来。让他们说，让他们发泄，但陪在他们身旁。料理完后事，家属会有很长一段哀悼的时光，持续好几个月，他们需要外界的帮助和支持，慢慢接受这个"错误的诊断结果"。

所谓帮助，并不一定是找专业人士咨询，很多人不需要，也负担不起。他们只需要找个人陪伴，找个朋友、医生、护士或者牧师——找谁都行。社工说不定更好，如果她曾经帮忙安排病人生前住进养老院，或者家属想再听对方聊一聊母亲当时的状况。他们也许会因为没有带母亲回家而感到内疚，于是经常去同一家养老院，探望其他老人，将照顾老人的工作继续下去；他们或许还没有完全接受亲人辞世，或者是为了弥补对家中长辈未尽到的孝心。不管是出于什么原因，我们都应该理解他们的做法，减少他们的内疚、羞愧和对报应的恐惧，将他们的内心引向正轨。无论孩子还是大人，我们给予家属最大的帮助，莫过于在他们的亲人去世之前，了解他们的心情，摆脱恐惧，恢复平静。

如果我们能容忍他们的怒火——不管那是冲着我们发的，还是冲着死者，甚至上帝——就是在帮助他们心无愧疚地接受现实。如果一味指责他们的想法有违社会习俗，我们就该受到谴责，因为这样做只会加深他们的悲伤、愧疚和自责，影响他们的身心健康。

第 十 章

晚期病人访谈录

死亡，你的仆人，来到我的门前。他渡过不可知的海洋临到我家，来传达你的召令。

夜色沉黑，我心中畏惧——但是我要端起灯来，开起门来，鞠躬欢迎他。因为站在我门前的是你的使者。

我要含泪地合掌礼拜他。我要把我心中的财产，放在他脚前，来礼拜他。

他的使命完成了就要回去，在我的晨光中留下了阴影；在我萧条的家里，只剩下孤独的我，作为最后献你的祭品。

——泰戈尔《吉檀迦利》第八十六首

在前几章，我们列举了一些原因，解释重病和绝症患者为什么不愿意和他人交流内心的需求。我们对一些发现做了小结，也尝试概述如何引导病人说出自己的心愿、疑问、焦虑和希望。随机选择访谈对象很有效，能更好地展示病人和采访者的回答和反应。访谈开始前，病人并不认识采访者，双方最多只接触了几分钟。

我曾经采访过一位病人，正赶上她母亲来病房探视，主动提出要跟我们见个面，聊一聊她得知女儿病情后的反应。我认为这个例子很好地表现了家庭的不同成员是如何面对绝症威胁的。有时，双方对同一件事竟然有完全不同的说法。在前面各章，每次访谈的末尾都附了一段小结，所有的资料都是第一手的，未加编辑，没有增删，包括病人的真情流露和真实反应，以及我们来不及做出的回应。唯一无法在文字中还原的，是对话时的亲身体验，比如病人和医生、医生和牧师，或者病人和牧师之间的非言语交流，像是一声叹息、婆娑泪眼、莞尔一笑、打出的手势、空洞的眼神、惊讶的一瞥、伸出的双手——所有这些，都比言语更加意味深长。

以下的访谈除了少数例外，大部分都是我们与病人的初次见面，但访谈不止进行过一次。我们会多次探望病人，直到他们去世。很多病人都出院回过一次家，有的在家中去世，有的后来再次入院。他们在家时，会希望我们隔一阵子就去探望，或者给某个访问者打电话，要与之"保持联络"。偶尔也有病人家属路过我们的办公室，顺便问声好，或者想询问病人某个行为有什么特殊意义，又或者是在病人去世后跟我们分享一些回忆。无论是对病人还是家属，无论正在住院还是已经病故以后，我们随时愿意为他们效劳。

以下的访谈，与家属在病人患病期间所扮演的角色有关。

——S太太的丈夫有了外遇，抛妻弃子。丈夫从两个孩子那儿得知妻子患了病。在她病重期间，有个邻居兼朋友扮演了重要的角色。尽管如此，她还是希望丈夫及其第二任妻子能在她死后照顾两个孩子。

——一个十七岁的姑娘表现出了面对疾病危机时年轻人特有的勇气。结束与她的访谈后，我们接着采访了她母亲，两人讲得都很有道理。

——C太太无法直面自己的死亡命运，她担负着很多要履行的家庭义务。这又是一个典型的例子，说明家中有体弱多病者或是老人也需要同样承受病痛之人的照顾时，家庭咨询的重要性。

——L太太的丈夫视力不佳，L太太就像是丈夫的一双眼睛，这个角色让她觉得自己还有用，在危机面前，夫妇俩多多少少采取了消极态度。

S太太，四十八岁，清教徒，独自抚养两个年幼的儿子。她想找人谈谈心，于是我们邀请她参加研讨课，一开始她很犹豫，还有点焦虑。研讨课结束后，她觉得终于卸下了心头的担子。在前往会客室的路上，她随口聊起自己的两个儿子，看得出来，在她住院期间，儿子是她最大的牵挂。

医生：S太太，刚才咱们简单聊了聊，但我们对你的情况几乎一无所知，请问你多大年纪？

病人：我想想，星期天我就满四十八了。

医生：这么快？我得好好记住。这是你第二次住院吧？第一次是什么时候？

病人：4月份。

医生：是什么病呢？

病人：肿瘤，长在胸部。

医生：哪种类型的肿瘤？

病人：唉，我也说不出来。是这样，我对这个病不是很了解，不清楚有哪些类型。

医生：你觉得它是什么样的呢？你是怎么得知病情的？

病人：是这么回事，当时我来了医院，他们给我做了一次活检，大概两天后，家庭医生来找我，说结果出来了，是恶性的，但具体是什么类型，我就不——

医生：他们告诉你说是恶性的。

病人：是的。

医生：什么时候的事儿？

病人：已经住院了，噢，那应该是 3 月底。

医生：今年吗？也就是说之前你都挺健康的？

病人：不，不。是这样的，我得过肺结核，隔一段时间就得去疗养院待几个月。

医生：我明白了。在哪儿，科罗拉多州吗？你是去那儿的疗养院？

病人：在伊利诺伊州。

医生：这样啊，那你过去经常生病咯？

病人：是呀。

医生：是不是都习惯上医院了？

病人：怎么可能，没人习惯上医院的。

医生：好吧，这次的病是怎么开始的呢？你为什么来了医院？你是怎么发现自己得病了呢？

病人：一开始长了个小肿块，样子像——呃——像个黑头粉刺什么的。就在这儿。然后它越长越大，很痛。唉，我猜别人估计也会长这么个东西，我不想去看医生，就一天天拖着，到后来，我觉得情况越来越严重，才不得不找人看看。对了，几个月前，给我看了好几年病的家庭医生去世了。我不知道该找谁看。估计你也看出来了，我没有丈夫，我们结婚二十二年了，丈夫却发现自己爱上了别人。所以家里只剩下我和两个儿子。我觉得他们需要我。也许是因为这个，除非病情恶化，我总是安慰自己不会有事，我得待在家里照顾孩子们。这就是我一拖再拖的原因吧。后来，等我决定去看医生时，肿块已经长得很大了，痛得我难以忍受，再也受不了。我先找了家庭医生，他说诊所条件有限，必须上医院。所以，我就去了医院。四五天后，我住了院——我的一侧卵巢上也长了一个肿瘤。

医生：同时长的吗？查出来了？

病人：是呀。我还以为他打算针对那个采取点儿什么措施呢，结果他只拿回来了活检结果，说是恶性的。他说他也无能为力了，我得自己决定去哪儿。

医生：意思是让你上医院？

病人：对。

医生：于是你挑了这家医院？

病人：是的。

医生：为什么挑这家呢？

病人：我有个朋友在这儿看过病。我买保险的时候认识他的。他对这家医院，还有这儿的医生护士赞不绝口。他说这儿的医生医术很高，还能得到很好的护理。

医生：你觉得呢？

病人：他没说错。

医生：我很想知道，当你得知自己得了恶性肿瘤，你是如何接受这一切的呢？你一直没去看医生，一直不想知道病情。你需要待在家里，照顾你的孩子。当最后得知病情时，你有什么样的感受？

病人：听到这个消息，我快要崩溃了。

医生：哪个方面？

病人：精神上。

医生：感到绝望，大哭大闹？

病人：嗯。我一直以为这种事不会发生在我身上。后来，我意识到病情的严重性，我想这就是我必须接受的现实，精神崩溃也解决不了问题。我打算趁早去找医生帮忙，说不定还有转机。

医生：你把这事告诉孩子了吗？

病人：说了，两个都说了。其实，唉，我也不清楚他们能懂多少。我的意思是，他们知道这件事很严重，但具体有多严重，就看他们怎么理解了。

牧师：家里其他人呢？你把这事儿跟家里其他人说了吗？你家里还有哪些人？

病人：我还有个朋友，我跟他相处五年了。他是个好人，对我也不错，而且他对孩子们也很好。自从我离开家住院后，他一直帮我照看他们，看晚上有没有人给他们做饭，有没有人陪他们。孩子们并不太孤单，你知道的，他们并不完全无依无靠。还有，老大已经能承担家庭责任了，不过在他满二十一岁之前，我总觉得他还是个未成年人。

牧师：有人帮忙照看的话，你会觉得安心点儿。

病人：是的。我还有个邻居。我们住的是那种两层楼的公寓套房，她住另一半，每天都进进出出。我待在家的那两个月，她一直帮我料理家务、照顾我，还帮我洗澡，给我做饭吃。她真是太棒了。她是个虔诚的教徒，她帮我做了太多太多事。

医生：她信什么教？

病人：我真不知道她上的哪个教堂。

医生：新教？

病人：对。

牧师：你还有什么亲人吗，除了——

病人：我有个兄弟，住在这儿。

牧师：但你们的关系不如——

病人：我和他一直不太亲近。我认识女邻居的时间不长，她却是我身边最亲的人。我可以跟她说心里话，她也给我聊她的事儿，这让我感觉好多了。

医生：你很幸运。

病人：她真的很好。我从没见过像她那样的人。我几乎每天都会收到她寄来的卡片，要不就是一封短信。也许有点儿傻，也许又太正经，我是说，我甚至盼着收到她的来信。

医生：感觉有个人关心自己。

病人：是的。

医生：你丈夫离开多久了？

病人：1959 年 9 月走的。

医生：1959 年。那时你染上肺结核了吗？

病人：第一次得病是在 1946 年，那年我失去了女儿，她才两岁半。当时我丈夫在部队服役。女儿病得很重。我们带她去医院看了专科医生。唉，世上最痛苦的事莫过于女儿住进医院，我却不能去看她。她陷入昏迷，再也没有醒过来。医生问可不可以做尸检，我说行，万一哪天能帮上患有相同病症的人呢。于是他们做了解剖，发现她得的是粟粒性肺结核，来自血液里的结核杆菌。丈夫去服役后，我父亲过来和我同住。后来我们都去做了体检，父亲的肺部出现一个很大的空洞，我也查出了些小毛病。于是我们都去疗养院住了一阵子。我住了大概三个月，接受的治疗不过是卧床休息、打针，不需要动手术。然后，这么多年，两个儿子出生前后，我都去那儿住过。小儿子是 1953 年出生的，后来我再也没有作为病人去疗养院了。

医生：女儿是你的第一个孩子？

病人：是的。

医生：还是你唯一的女儿。你肯定很难过吧？你是怎么熬过来的？

病人：唉，很难过。

医生：是什么给了你力量？

病人：也许是祷告吧，除此之外没别的。女儿和我，我想说的是，那时女儿就是我的全部。丈夫去服役时，她才三个月大。她就是——这么说吧，我是为她而活。我以为自己接受不了，但还是熬过来了。

医生：现在你丈夫走了，你是为两个儿子而活着。

病人：没错。

医生：这肯定很不容易。得了这个病，当你心情不好或者感到抑郁的时候，是信仰、祷告还是别的什么在帮你度过艰难的日子呢？

病人：主要是靠祷告。

医生：你有没有想过，或者跟别人聊过，万一你因为这个病去世，或者——该怎么办？你考虑过这些事儿吗？

病人：呃，我没怎么想过。除了跟我那个女性朋友，她倒是会给我讲病情有多严重，其他人我就没提过了。

牧师：你的牧师会来看你吗？还是你自己上教堂？

病人：这个嘛，我以前上过教堂。是这么回事，我感觉不舒服已经有好几个月了，在我来这儿之前。我不太爱上教堂，但是——

牧师：牧师会来看你？

病人：我来这儿之前，在家附近的医院住院时，牧师来看过我。就在我转院之前，他也打算再来看我的，大概是我的决定太仓促，他抽不出时间，来不了。我在这儿住院两三个星期后，D牧师来看过我。

牧师：看样子你的信仰是自己在家里建立起来的。家里不像教堂，找不到人倾诉。

病人：的确没有。

牧师：但你的朋友扮演了听众的角色。

医生：听上去你认识这个朋友不太久。你们结识是在你刚搬进这栋楼时，还是她搬进来的时候呢？

病人：我认识她大概——噢，有一年半了。

医生：才一年半？太难得了。你俩怎么会在这么短的时间里走得如此近呢？

病人：嗨，我也说不上来。三言两语讲不清。聊天的时候，她说她这辈子就想要个妹妹，我说哎呀我也一直想有个姐姐。我说我们家只有俩孩子，哥哥和我。她说那好呀，看来咱俩有缘分，从现在起你多了个姐姐，我多了个妹妹。她一进屋，就让我觉得——我就有了家的感觉。

医生：你有姐妹吗？

病人：没有，只有哥哥和我。

医生：就你们兄妹两个。你父母是什么样的呢？

病人：我们还小的时候，父母就离婚了。

医生：多小？

病人：我两岁半，我哥大概三岁半。我们是姨父姨母带大的。

医生：他们人怎么样？

病人：他们对我们很好。

医生：那你的亲生父母呢？

病人：我母亲还活着。她就住在这儿。我父亲生了病，住进疗养院后没多久就去世了。

医生：你父亲是得肺结核去世的吗？

病人：是的。

医生：我明白了。你觉得跟谁更亲些？

病人：我觉得呀，跟姨父姨母吧，他们更像我的亲生父母。我们很小的时候就跟他们生活了。虽然他们说自己是姨父姨母，但我觉得他们就像是亲生父母。

医生：不是装出来的。他们是诚心诚意对你们好。

病人：没错。

牧师：他们还健在吗？

病人：姨父几年前去世了，姨母还在，八十五岁了。

牧师：她知道你得了病吗？

病人：知道。

牧师：你跟她来往多吗？

病人：嗯，多。她身体不大好，不常出门。去年她得了脊柱关节炎，住了很长时间医院。我都担心她能不能熬过去，结果她做到了，现在恢复得不错。她有个小房子，一个人住，自己照顾自己，我觉得很了不起。

医生：八十四了？

病人：八十五。

医生：你靠什么谋生呢？有工作吗？

病人：来这儿住院前，我靠打点儿零工。

医生：4月份之前？

病人：是的。不过丈夫每个星期都给很多生活费。

医生：我懂了，所以你不一定需要上班养活家人？

病人：是的。

医生：丈夫还跟你保持联络吗？

病人：他呀，他一想儿子了，马上就跑来看看——我觉得他想什么时候看，都是他的事儿。他和我住在一个镇上。

医生：呃——他再婚了？

病人：对呀，他结了。他再婚了，噢，大概是他走后一年吧。

医生：他知道你的病情吗？

病人：知道。

医生：知道多少？

病人：我也不清楚，儿子们告诉了他一点儿。

医生：你没跟他说过？

病人：没有。

医生：你没和他单独见过面？

病人：见了面，没聊过。

医生：这个恶性肿瘤影响到你身上哪些地方了？

病人：这儿有个瘤子，肝脏上有一点儿，腿上有个大的，把骨头都啃得差不多了，所以他们在我腿上打了钉子。

医生：是春天还是夏天的事儿？

病人：7月份。对了，我卵巢上那个肿块也还在，他们现在都还没弄明白它是怎么长起来的。

医生：是的。他们现在知道不同的地方都有，但是不知道从哪里开始长的。长了肿瘤，你觉得最大的不便是什么？对你的生活和行动影响大吗？比方说不能走动，你还能走路吗？

病人：腿动不了，要拄拐杖。

医生：你能拄着拐杖在房间里转转？

病人：可以，但做饭、做家务就不行了，很受限制。

医生：别的方面呢？

病人：我就不知道了。

医生：我记得在楼上时，你说痛得厉害。

病人：对。

医生：现在还痛吗？

病人：痛。我想这么多个月过后，我得学会忍受疼痛，有时确实痛得让人受不了，想找点儿什么东西来缓一缓。但我从来不是那种稍微不舒服就吃药的人。

医生：S太太给我的印象是很能忍痛，实在忍不了才说出来，就像她挨了很长时间，挨到肿瘤都长大了，才跑去看医生。

病人：这就是我最大的毛病。

医生：你跟护士很难相处吗？你有什么需要时，会跟她们说吗？你觉得自己属于哪种类型的病人？

病人：你最好去问问她们。（开玩笑的语气）

牧师：噢，那倒不难，但我们想知道你的感受。

病人：我不清楚。我这个人嘛，我觉得自己跟谁都合得来。

医生：哈哈，我也看出来了。其实你可以多喊她们帮忙。

病人：没办法的时候，我才开口求人。

医生：为什么呢？

病人：我还真不知道。人跟人不一样。你瞧，我一直觉得自己能照顾自己，独自料理家务，为孩子们做点事儿，这些都让我开心。所以我现在很头疼，一想到要别人来照顾我，就觉得难以接受。

医生：病情越来越重是不是最糟糕的？没法帮别人了？

病人：对。

医生：行动不便了，你还能帮别人做什么呢？

病人：可以在祷告的时候为他们祈福。

医生：或者像你现在所做的？

病人：对呀。

医生：你觉得这些对其他病人有帮助吗？

病人：有，我认为有帮助，也希望有帮助。

医生：除此之外，你觉得我们还能帮什么忙？你怎么看待死亡？死亡对你来说意味着什么？

病人：我不怕死。

医生：不怕吗？

病人：不怕。

医生：死亡没有什么不好的含义吗？

病人：我不是那个意思。每个人都巴不得活得更久些。

医生：那当然。

病人：但我不害怕死亡。

医生：你是怎么看的呢？

牧师：我也正想问这个，我们跟你一起聊，并不会特意避开真正要面对的问题。你想过吗，如果死于这个病，会有什么情况发生？你考虑过这个吗？你说跟朋友提到过。

病人：对，我们聊过。

牧师：你能跟我们谈谈自己的想法吗？

病人：有点难，跟你们谈——

牧师：相比其他人，跟她聊更自在些吧。

病人：跟熟悉的人聊。

牧师：我能否问一个相关的问题，结合你的病史，这是你第二次患大病，你曾经得过肺结核，又失去了女儿——这些经历如何影响了你对待生活的态度，还有你的宗教信仰？

病人：得了病，我离上帝更近了。

牧师：是什么样的方式呢？觉得上帝能帮你，还是——

病人：对，我觉得把自己交到了他的手里。我能不能康复和过正常的生活，全靠他了。

牧师：你刚才说求人很困难，但你又能够从朋友那儿得到很多帮助。依靠上帝是否也不容易？

病人：哪有。

牧师：上帝更像你这位朋友，对吧？

病人：是的。

医生：如果我没理解错的话，你的朋友跟你有相同的需求，她也想要一个姐妹，所以这是一种平等的交换，而不是单方面的索取。

病人：她在生活中也遇到过伤心事和麻烦事，也许这是她和我更亲近的原因。

医生：她也是个单身女性？

病人：她理解我。她结了婚，没有孩子。她喜欢孩子，但自己怀不上。她喜欢每一个孩子。她和丈夫一直在儿童福利院工作，当管理员。噢，他们身边总是围着小孩子，他们对我两个儿子也很好。

医生：如果你要在医院住很长一段时间，或者你不在了，谁去照顾儿子呢？

病人：这个嘛，我想如果真的发生了什么事儿，自然是他们的父亲来管了，那就是他该做的——

医生：对此你的感受呢？

病人：我觉得再好不过了。

医生：为两个孩子好？

病人：我也不知道对两个孩子来说，是不是最好的选择，可是——

医生：孩子们和他的第二任妻子相处得怎么样？她会当他们的继母吗？

病人：唉，孩子们一点儿也不喜欢她。

医生：怎么个不喜欢法？

病人：哦，我不知道她是否也讨厌他们，但是我想，他们的父亲打心眼里还是爱两个儿子的，一直都爱。如果真走到那一步，他不会撒手不管的。

牧师：你的两个儿子年龄差距挺大的，小的那个十三岁？

病人：十三岁，今年上八年级了。

医生：小的十三，大的十八，对吧？

病人：老大去年高中毕业，9月份满十八岁，所以得准备去服兵役了。这让他很不开心，我也不开心。我不去想这个事儿，尽量不去想，但是没法子。

医生：尤其在这种时候，考虑这些确实挺伤脑筋。整个医院，还有负责你所在楼层的医护人员，都竭尽所能帮助过你吗？或者说你有什么建议，好让我们从哪些方面改进，帮助像你一样的病人？我相信他们也有很多问题、矛盾和忧虑，但跟你一样，从不对外人讲。

病人：噢，我在想，我觉得，希望医生能把病情给我解释得更清楚一些。我发现，我是说自己像是身处一片黑暗，对病情毫无了解。有些人也许想知道自己病得到底有多重，有些人却不想。如果我觉得能活的日子不长了，我想听到实情。

医生：你问过医生吗？

病人：没有。他们总是很忙——

医生：下次你就拉住他，直接问他。

病人：我觉得他们的时间很宝贵。我不会——

牧师：这与她提到的其他人际关系没有太大的区别，她不会把自己的愿望强加于人，占用了别人的时间，就相当于提出了过分的要求，除非她觉得跟对方在一起很自在。

医生：非得要肿瘤长得这么大，痛得受不了——对吧？负责的有几位医生吧？谁让你觉得舒服点儿？

病人：我信赖 Q 医生，只要他走进病房，我就觉得他告诉我的事儿都是准的。

医生：也许他在等着你开口提问？

病人：我也这么觉得。

医生：是不是有这种可能，他一直在等你提出问题？

病人：我不清楚，我不——他告诉我的，也许只是他认为有必要的。

医生：但这些对你来说远远不够。

牧师：她的意思是，想要别人告诉她更多的信息。她举例说，如果我能活的日子不长了，我突然想问，这是你最关心的事吗？你的心里真是这么想的吗？

医生：活不长了究竟是多久，S 太太？这是个相对的概念。

病人：噢，我也不知道，要我说，半年或者一年吧。

牧师：你是不是也很想知道病情发展到了哪种程度？你刚才举了这个例子。

病人：不管到哪种程度，我都想知道。我是说，有些人你可以告诉他实情，有些却不可以。

248

医生：有什么不同吗？

病人：噢，我不清楚，也许我只是想更好地享受每一天，如果——

医生：你知道的，没有哪个医生能告诉你确切时间，他也算不出来——当然有些医生会估算出一个大概时间，但有些病人会因此心情沮丧，更谈不上享受每一天了。你说呢？

病人：我倒不担心这个。

医生：但你也要理解为什么有些医生会闪烁其词。

病人：是呀，我猜有些人会跑去跳楼，或者——做别的蠢事。

医生：对，有些人就像这样子。但是你似乎对这个问题已经考虑了很久，你明白自己的处境。我觉得你应该去找医生谈谈，告诉他自己的想法。敞开大门，看看自己能走多远。

病人：万一他觉得我不该了解真实情况呢，这——

牧师：试试看呢。

医生：你总得问一问，才会有答案呀。

病人：我来这儿认识的第一个医生，就是我第一次来医院门诊为我做检查的那个医生，从第一天见到他，我就很信任他。

牧师：这种信任合情合理。

医生：这很重要。

病人：就像是我回到家，有家庭医生，觉得家庭医生更亲切些。

医生：结果他去世了。

病人：那感觉很糟糕，他是那么好的一个人。他有很多生活情趣，为人正直，还不到六十岁。当然你也知道，当医生的人活得不容易，我猜他对自己照顾得不够，他总把病人放在第一位。

医生：就像你！把儿子们放在第一位——

病人：他们最重要。

医生：现在聊这些不难了吧？你刚来还带着点儿戒心吧，来参加访谈的时候。

病人：是，我原本没想来的。

医生：我看出来了。

病人：但我后来想了想，还是决定来。

牧师：现在感觉如何呢？

病人：很高兴我来了。

医生：没什么可怕的，对吧？你说你不擅长聊天，但我觉得你表现得不错。

牧师：对，我双手赞成。不过我想知道，你有没有什么想问我们的——刚才说到医生们不能放慢脚步，给病人留出足够的时间提问。我们可以慢下来，给你充足的时间，问任何问题，有关研讨课，或者其他——

病人：噢，我的意思是，我——你们过来提到那个事儿的时候，我其实不太明白它能解决什么问题，或者它能——它的主要内容是什么？

牧师：刚才不是回答了一些吗？通过研讨课。

病人：是的，回答了一部分。

医生：是这样的，我们想从病人身上学习，比如怎么跟素不相识的人在彼此都不了解的情况下交谈，怎么了解病人才了解得比较透彻，找出病人的需求。然后着手解决，就像我从你这儿学到了很多，你清楚自己的病情，知道病情很严重，也知道病灶在不同的部位。我想没有人能确切告诉你这个病会拖多久。他们在尝试一种新的饮食治疗方案，还没有给很多病人试过，不过他们的期望值很高，也许你吃起来难以下咽，但我想每个人都在尽最大的努力——

病人：如果他们觉得对我有用，我想试一试。

医生：他们的确想帮你。所以才想让你试一下。其实你刚才说的那些，让我觉得你想找个时间坐下来，和医生好好谈一谈。哪怕他不能清楚无误地给出所有的答案。当然，谁也做不到。但能谈谈也挺好。就像你和家庭医生，或者和我们现在所做的一样。

病人：没有我之前想象得那么紧张，我现在心情很轻松。

牧师：我觉得你坐在这儿很放松。

病人：我刚来的时候，还有些提心吊胆。

牧师：还真是的。

医生：我们该送你回去了。过段时间我们再来看你，好吗？

病人：行。

医生：谢谢你。

这是个很典型的病人，她在生活中失去了很多，想跟人分享自己的忧虑，如果找到了关心她的人，得以倾吐心声，就会感到轻松。

S太太两岁半的时候，父母离异，被亲戚抚养长大。她唯一的女儿也在两岁半时因患肺结核早夭，当时丈夫在部队服兵役，她身边除了小女儿，没有别的亲人。不久之后，她又在疗养院失去了父亲，自己也因为患上肺结核入院治疗。结婚二十二年后，丈夫抛下她和两个儿子，另寻新欢。她发现身上有可疑的肿块，并最终确诊为恶性肿瘤，在她需要向最信任的家庭医生请教的时候，医生却突然过世了。她独自抚养两个孩子，一再拖延就诊的时间，直到疼痛难忍、癌细胞扩散，才去医院问诊。不过在她痛苦、孤独的时候，总能遇到一些好人，分担她的忧愁。他们扮演了至亲的角色——姨父姨母像亲生父母，男性朋友替代了丈夫，女邻居与她情同姐妹。其中，女邻居的作用最大，在她病情逐渐恶化的时候，邻居就像一个代理母亲，照顾她和孩子们。这种关爱，也满足了邻居释放母性的需要，体贴而自然。

在社工的协调下，这位病人和医生终于坐下来谈了谈，医生得知了病人的心愿：她希望跟医生有更深入的交流。

接下来的访谈对象是一个十七岁少女，身患再生障碍性贫血。她要求不回避学生们。之后是对她母亲的采访，以及学生、主治医生和护士参与的讨论。

医生：我只提点儿简单的问题，好吧，如果你觉得太累，或者感到疼痛，请告诉我们。你愿意给我们讲讲自己病了多久，什么时候发病的吗？

病人：噢，就那么得的呀。

医生：怎么得的？

病人：唉，是在X镇，我的家乡，我们去一个教堂参加集会。之前每次我都去。我们去学校吃晚餐，我端着盘子坐下来，突然感到全身发冷，开始打战，身体左侧传来一阵刺痛。他们把我送到牧师家，让我躺在床上休息，但是我越来越痛，越来越冷。牧师打电话给家庭医生，医生赶来了，说我得了阑尾炎。他们把我送到医院，这时疼痛似乎缓解了些，像是在慢慢消失。他们给我做了各种检查，认为不是阑尾的问题，就打发我们回了家。接下来几个星期，没有情况发生，我就回了学校。

学生：你猜自己得了什么病？

病人：我也不知道。我返校后又过了几个星期，有一天我感觉很不舒服，瘫倒在楼梯上，浑身无力，眼前一黑就昏了过去。他们打电话叫来了我的家庭医生，他来看了后说我是贫血。他送我去医院输了三品脱血。接着我这儿就开始痛，痛得很厉害。他们猜也许是脾脏的问题，准备摘除脾脏，让我做了一系列 X 光检查。但我还是各种毛病不断，他们也不知道该怎么办。Y 医生建议我转院，于是我就来这儿检查，一查就是十天，出了一堆结果，终于查出我得了再生障碍性贫血。

学生：是什么时候的事儿？

病人：大概是 5 月中旬。

医生：你当时怎么想？

病人：我也想快点确诊，因为我很怀念学校。痛起来太折磨人了，我就想查清楚是什么原因。所以我在医院待了十天，他们给我做了各种检查，告诉我是得了这个病。他们说这个病不可怕。但他们不知道病因是什么。

医生：他们告诉你这个病不可怕？

病人：是呀，他们对我父母说的。父母问我想不想知道真实情况，我说想，我要弄清楚，所以他们就告诉我了。

学生：你能接受吗？

病人：唉，一开始我很茫然，然后我想，得病也许是上帝的安排，因为这个病来得太突然，我以前从来没得过病。我猜这是上帝的安排，让我生病，受他的庇佑。他会照顾我，所以我不用担心。我就是这样坚持过来的，想清楚了这些，让我继续活下去。

学生：你有没有沮丧过？

病人：没有。

学生：其他人会沮丧吗？

病人：噢，有些人可能会非常非常不舒服。我觉得吧，没有能一直让人安心的事儿，每个生了病的人，难免都会有这种感觉。

学生：你有没有这种想法，不是父母告诉了你病情——你也许希望医生来告诉你？

病人：那倒不是。我更愿意是父母。他们告诉我还是更好些，但如果医生能告诉我……我也会很开心。

学生：那些围在你身边的人，医生、护士，你觉得他们刻意回避这个话题吗？

病人：他们从来不跟我说什么，说得最多的是我父母。他们必须告诉我。

学生：从第一次听说这个病以来，对于它的后果，你的看法有没有变呢？

病人：没有变，一直都那样。

学生：你考虑过很久吗？

病人：嗯。

学生：这也没让你改变看法？

病人：没有。我经历过很多麻烦事儿，他们都找不到我的静脉血管了。他们还给我找出很多这类毛病，问题多多，但是我坚定自己的信仰就好。

学生：这段时间，你是不是信仰更坚定了？

病人：嗯，是的。

学生：你觉得这会是你的一种改变吗？信仰是支撑你活下去的重要因素？

病人：这个嘛。我不知道。他们说我也许熬不过去。但是上帝如果要我好起来，我就会好起来。

学生：你的性格变了吗？你注意到自己每天有什么变化吗？

病人：变了点儿，因为我要和更多的人相处。我总爱扎堆。我四处走动，看望别的病人，帮助他们。我和同住的病友们相处得很好，这样我就能跟别人聊会儿天，当心情低落的时候，找人说说话很有好处。

医生：你经常心情低落吗？之前病房里还有另外一个病人，现在只剩下你了？

病人：是因为我累得不想动了，我有一个星期没出门了。

医生：你现在累吗？太累的话就告诉我，访谈随时可以结束。

病人：不，不累。

学生：你注意到家人和朋友对你的态度有什么变化吗？

病人：我和家人的关系更亲近了。我们家相处很融洽，小时候，我和哥哥就很亲，现在他十八岁，我十七岁，中间只差十四个月。我和妹妹也很亲。如今，他们和父母对我来说更亲近了。我跟他们谈心的时候更多了，至于他们，噢，我不知道，反正就是浓浓的亲情。

学生：你与父母的关系更好、更分不开了？

病人：嗯，跟哥哥和妹妹也是。

学生：他们是你生病期间的精神支持吗？

病人：是呀，要是没有家人和朋友，我肯定撑不下去。

学生：他们尽可能地帮助你，那你呢，你也在用某种方式帮助他们吗？

病人：我试着……不管他们什么时候来，我都试着让他们觉得像在家里一样，这样他们回家后会好受些，类似这样的事儿。

学生：你一个人在病房的时候，会沮丧吗？

病人：会有点儿慌张。因为我喜欢人，喜欢身边围着人，喜欢跟人聊天……也不知道为什么，我独自待在病房的时候，所有的问题都来了。找不到人说话，就会很沮丧。

学生：你独处的时候，有没有什么特别的感受，让你很害怕？

病人：没有。我只是觉得身边没有人，没人陪我说话。

医生：得病前，你是什么样性格的女孩？外向的，还是喜欢独处的？

病人：噢，我很外向。我喜欢运动、旅行、参加各种比赛和聚会。

医生：得病前，你一个人待过很长时间吗？

病人：没有。

学生：如果能重来一次，你愿意父母多等一阵子再告诉你病情吗？

病人：不，我很高兴一开始就知道了。我更愿意从一开始就知道，知道我会死。他们可以面对我。

学生：你要面对的是什么呢？你觉得死亡是什么样子的？

病人：这个嘛，我觉得死亡是一件美妙的事儿，因为你要回家了，回另一个家，挨着上帝。我不怕死亡。

医生：你的脑子里有"另一个家"的画面吗？我们每个人对死亡都会产生一些幻想，但从来避而不谈。你能说说吗？

病人：我觉得那是一个重聚的地方，大家都在那儿，真是太好了，那儿还有个人——一个特别的人，你懂吧。让一切都变得不一样了。

医生：其他还有什么呢？你的感觉如何？

病人：噢，感觉很美妙，什么都不需要了，而且待在那儿，再也不会孤单了。

医生：一切都刚刚好？

病人：嗯，刚刚好。

医生：不需要吃东西维持体力？

病人：不，不需要。心中充满力量。

医生：不需要人世间别的东西？

病人：用不着。

医生：我明白了。那你是如何得到这种力量的呢？怎么才能从一开始就有勇气面对死亡呢？很多人都信仰宗教，但遇到这种情况，很少人能做到像你这样。你一直是这种心态吗？

病人：嗯。

医生：从来没有发自内心的恐惧——

病人：没有。

医生：也没有对健康的人撒过气？

病人：没有。我和父母的关系很融洽。他们曾经在 S 镇传过两年教。

医生：我明白了。

病人：身为教堂的神职人员，他们很了不起。我在基督教家庭长大，这或许有影响。

医生：你觉得我们这些当医生的应该和身患绝症的病人谈论他们的下一步吗？如果你的使命是教我们去帮助他人，你会教我们怎么做呢？

病人：医生一般只会走进病房，给病人做做检查，然后问"今天感觉如何"之类的话，简直太敷衍了。那只会让人讨厌自己得了病，因为他们从不跟病人交谈，看他们走进来的样子，完全是另外一类人。我认识的大多数医生都这样。喏，他们来我这儿，陪我聊两句，问我感觉怎么样，再闲聊一阵儿，说说我的头发，说我看上去有点儿起色。他们就跟病人说这些，问问情况，有些医生会尽可能地说明一下病情。医生们也很为难，因为我还没有到法定年龄，有些事儿不方便告诉我，他们更倾向于找我的父母谈。我认为和病人直接谈也很重要。如果医生给人的印象冷冰冰，病人会害怕他们来病房，特别是他们总板着一张脸，做什么都像是例行公事。如果医生热情一点儿，带点儿人情味儿，病人的感觉会好很多。

医生：来这儿和我们聊这个话题，你有没有感到不舒服、不高兴？

病人：没有，一点儿也不介意。

学生：护士是如何处理这个问题的呢？

病人：大多数护士都很好，和我聊不少事儿，我跟她们很熟。

医生：你觉得在某种程度上，护士比医生处理得更好？

病人：嗯，是的，因为她们跟病人相处得更久，做的也比医生多。

医生：嗯，她们没有那么让人感觉不舒服。

病人：的确如此。

学生：我能问一下，在你成长的过程中，家里有人去世吗？

病人：有，我父亲的兄弟，我的伯伯去世了。我参加了他的葬礼。

医生：你是什么感觉？

病人：不知道。他的样子有些滑稽，跟以前不一样。你知道吗，那是我第一次见到死人。

医生：那时你多大？

病人：十二三岁吧。

医生：你说"他样子有些滑稽"的时候，笑了一下。

病人：他看上去样子真的不一样，他的手没有血色，身子直挺挺的。后来祖母去世，我没有在那儿，外公去世，我也不在那儿。我的生活照旧。噢，接着是我的伯母，我没能去参加她的葬礼，就在不久前，我正生着病，我们都没去。

医生：死亡降临的方式千奇百怪，是吧？

病人：对，我最喜欢这个伯伯。有人死去，其实用不着哭，因为知道他们就要上天堂了，该为他们高兴才对，要知道，他们要去的可是天堂呀。

医生：他们中有谁跟你谈过这个吗？

病人：我有个特别特别好的朋友，一个月前去世了，我和他的妻子参加了葬礼。我当时五味杂陈，因为他是个好人，我生病后，他帮过我很多。有他在，我就感觉很舒服、很安心。

医生：你是想说，应该对病人多一些理解，多花点儿时间陪他们说说话。

与女孩的访谈结束后，紧接着是对女孩母亲的访谈。

医生：很少有父母愿意过来跟我们聊聊他们病重的子女。这种安排不常见。

母亲：是我自己想来。

医生：我们刚刚跟你女儿谈了谈，问了她的感受和她是如何看待死亡的。让我们印象深刻的是，只要不是独处，她就表现得很冷静，一点儿也不紧张。

母亲：她今天话多吧？

医生：挺多的。

母亲：她今天其实疼得厉害，感觉也很不好。

医生：她说了很多话，比今天早上多得多。

母亲：噢，我还担心她来这儿不说话呢。

医生：我们不会耽搁你太久，如果你同意这些年轻的医生问几个问题，我深表谢意。

学生：当初你得知女儿的病情，知道她患了绝症时，你的反应是什么？

母亲：噢，还好吧。

学生：你和你丈夫都这么觉得？

母亲：我丈夫当时没跟我在一起。以这种方式得知病情，我觉得有点儿糟糕。我们只知道她得了病，没别的问题，那天我去医院看她，我请医生告诉我她到底得了什么病。医生说："她情况不太好，我要告诉你一些坏消息。"他带我去一个小房间，直截了当地说："她得了再生障碍性贫血，怕是治不好了。"他接着说："我们也无能为力，查不出病因，也不知道该怎么治。"然后我说："我能问一个问题吗？"他说："行。"我说："她还能活多久，一年吗？""噢，应该不止。"我说："那我们还算是幸运。"跟医生就说了这些，其实我还有很多问题想问。

医生：是去年5月份的事儿？

母亲：5月26日，对了，他还说："很多人都得这个病，治不好的，只能这样了。她只能接受。"然后他就出了房间。我好不容易才走回女儿的病房，我猜自己是在走廊里迷了路，心头发慌，差点儿没回去。我站在原地，站了很长时间，心想："唉，女儿活不了多久了。"我一直走错路，不知道怎么走回去，后来我定了定神，才走回病房，跟她说了这个事儿。一开始我很紧张，不敢告诉她得了什么病，怕自己控制不住哭起来，所以我打起精神，才进了病房。医生这样告知病情，确实给人打击很大，我当时是一个人，他至少应该让我坐下来，再告诉我，更容易接受一点儿。

学生：具体地说，你希望他用什么样的方式告诉你？

母亲：如果他能等一等——之前都是丈夫和我一起来，唯独这次是我一个人，医生应该叫上我们俩，再和我们说她患了绝症。他可以直接告诉我们，但稍微多带一点儿同情心，不要显得那么铁石心肠。我是说他的语气——"又不是只有你遇上这个事儿。"

医生：我也碰到过几次，的确很刺耳。你有没有想过，也许那个医生在处理类似情况的时候，表达方面确实有问题呢？

母亲：嗯，我也想过，但确实不中听呀。

医生：有时候，他们只能用冷淡的语气和事不关己的态度传达此类消息。

母亲：也是。医生不能太情绪化，客观上不允许，但是呢，总该有更好的方式吧？

学生：你对女儿的感情有变化吗？

母亲：没有，能和她相处的每一天，我都心存感激，但是我希望、我祈求能跟她多待些日子，尽管我知道这样做是不对的。从小到大，我们给她灌输的就是死亡也很美好，没什么好担心的。我知道当那一天来临的时候，她会勇敢面对。我只见过一次她情绪低落，她哭着对我说："妈妈，你看起来好担心。"她又说，"别担心，我不怕。上帝在等着我，他会照顾我，所以你不用担心。"她说："我有一点点害怕，会影响你的心情吗？"我说："不会，每个人都会这样。"我接着说，"你坚持自己的信念就好。"我还说："你想哭吗？那就哭吧，每个人都会哭的。"她说："不，没什么好哭的。"所以我觉得她接受了这个现实，我们也接受了。

　　医生：那是十个月前的事儿，对吧？

　　母亲：对。

　　医生：前几天，你们又得知只剩"二十四小时"了。

　　母亲：上周四，医生告诉我们，运气好的话，她只剩十二到二十四小时了。医生打算给她注射一点儿吗啡，少几个小时，少受点儿罪。我们问他能否给我们几分钟考虑一下，他说："搞不懂你们为什么不愿意，这样可以减轻她的痛苦。"说完他就走了。我们觉得也许该接受他的建议，对女儿有好处，于是我们让负责本楼层的医生转告他，说我们同意了，但从那以后，我们再也没见过那个医生，也没人来给女儿注射吗啡。接下来的几天，她时好时坏，坏的时候越来越多。别人告诉我的再生障碍性贫血患者的症状，在她的身上都出现了。

医生：你从哪儿听说的？

母亲：我母亲住在P市，那里有两百个这样的病人，母亲从他们那儿了解到的。她说一直到最后，病人都疼痛难忍，稍微碰一下，全身都痛。她还说，把他们抱起来，身上的骨头都会碎掉。我女儿已经有一个星期吃不下东西了，所有这些症状都出现了。要知道3月1日之前，她还能在走廊来回走动，跟在护士身后，给她们帮忙，给其他病人送水，为他们打气。

医生：这么说，过去这个月是最艰难的？

学生：这件事有影响到你和另外两个子女的关系吗？

母亲：噢，不会的。孩子们以前总爱吵架，她也会参与其中，还说："嗨，多一个人还热闹些。"现在他们偶尔也会吵一吵，但不像别人家的兄弟姐妹吵得那么凶，而且从来不记仇，（她窃笑一声）他们对家里的小不点总是很照顾。

学生：他们是怎么看待这事儿的？

母亲：噢，他们有意不把她当小孩儿看。他们还像从前一样对她。这样也好，免得她觉得自己太可怜。有时他们还跟她拌嘴，如果觉得有些事儿该做，就会告诉她："这个周六我就不来看你了，我会周一到周五抽个时间来，行吧？"她就说："行，玩得开心点儿哟。"她同意他们的做法。每次他们来，都觉得她可能再也回不了家了。他们清楚这一点，所以家里人无论去哪儿，都会留口信，随时保持联系。

医生：你和其他子女谈过可能的结果吗？

母亲：谈过。

医生：是开诚布公告诉他们的吗？

母亲：是的，开诚布公。我们家都信教，每天早上孩子们去学校前都要祷告。这对他们很有帮助，因为家里要是有十几岁的孩子，他们总会找些地方玩儿，做些事儿，我们很难找到时间聚在一起，坐下来聊聊各自的烦恼什么的，而这下子，每天我们可以利用早上这段时间谈谈家里发生的事。我们花十到十五分钟，解决一些问题，家人之间也更亲近。我们已经讨论过这件事，我女儿把自己的葬礼都安排好了。

医生：你愿意给我们讲讲吗？

母亲：行，我们谈过这个了。我们教区有个婴儿——就在我们教堂出生的，她的眼睛看不见。我猜她才六个月大。我女儿住在原来那个医院的时候，有一天醒来时对我说："妈妈，等我死后，把我的眼睛给她吧。"我说："我们看看该怎么办，不知道他们需不需要。"我又说，"这些事儿，我们还真得讨论一下，全家人都参加，因为说不定哪天我和爸爸在路上出点儿事，留下你们几个没人管。"她说："对，我们应该统一意见。"接着她又说，"我们俩现在就开始，不麻烦他们。我们先写下自己想做的事，然后再问他们想做什么。"于是她帮我省事儿，说："我开个头，你再继续。"我在纸上匆匆写下她的话，补充起来就容易多了。她总是这样，喜欢为别人着想。

学生：在医生告诉你之前，你有没有怀疑女儿得的是绝症？你说丈夫之前都跟你一起来医院，这次情况特殊，偏偏只有你独自前往。他没有去，是有什么特殊原因吗？

母亲：我只要有空就来医院，那次刚好他生病。他的空闲时间比我多，所以基本上都陪我来。

学生：你女儿告诉我们，说他曾经在S市传教，你也热衷于教会的事务。看来这是你们家信仰虔诚的主要原因。他传教具体负责什么？为什么没继续做了？

母亲：他是个摩门教徒。教会提供资金支持，付给他津贴，所以我们刚结婚的时候，有大概一年时间，我都是一个人去教堂。后来他开始跟我一起去，十七年了，每个星期天他都陪我和孩子们去教堂。四五年前，他加入了我们的教会，在教堂工作——一直到现在。

学生：我在想，你们的女儿得了这种原因不明也无法治愈的病，你们有没有感到一丝莫名的内疚呢？

母亲：有过这种感觉。我们经常推测是因为我没给他们吃维生素。家庭医生总是说他们用不着吃这个，而我一直说也许他们自己在吃。我还试图发掘过别的原因。她在东部遭遇过一次事故，他们说是那次事故，因为那次伤到了骨头，他们说骨头受伤就会导致这个病。但这儿的医生说："不可能——除非事故后几个月就发病了。"她一直忍受着剧痛折磨，却丝毫没有表露出来。我们常常祷告"愿你的旨意完成"，我们觉得，如果上帝想带走她，就会把她带走，否则他会赐予我们奇迹。我们已经不相信奇迹会出现了，但他们又说不要放弃。我们相信，上天的安排就是最好的安排。我们已经问过她了——这一点姑且不提。他们要我们永远别告诉她。过去一年中，她成长了很多，有足够的勇气承受这些。她结识过各种各样的女人，有的企图自杀，有的和她聊起与丈夫的矛盾和生育孩子的烦恼。没有什么事她不知道，没有谁她不认识。她忍受了太多，唯一不能忍的，是别人对她有所隐瞒。她想知道实情，所以我们就告诉了她。我们把病情说清楚了，上个星期，她的情况突然急转而下，我们以为最后时刻到了。医生在走廊上跟我们讲了一下情况，她马上问道："他说了些什么，我现在就要死了吗？"我说："我们也不确定，他说你情况很糟糕。"于是她说："那他想给我开什么药？"我从来没告诉过她，只是说："一种止痛药。"她说："会上瘾吗？我不想吃让人上瘾的。"我说："可以缓解疼痛。"她说："不要，我宁愿遭罪，也不要当一个瘾君子。"我说："你不会的。"结果她说："妈妈，你太让我意外了。"她从来没有放弃，心里盼着自己会好起来。

医生：你想结束这次访谈了吗？就剩几分钟了。能给我们说说对医院的印象吗？你是绝症患者的母亲，他们是怎么对你的？你希望多和女儿待在一起，你得到了哪些帮助呢？

母亲：原来住的那家医院不错。那儿的人很友好，现在这一家，人都特别忙，服务也不太理想。我来的时候，他们总让我觉得自己很碍事儿，特别是住院医生和实习医生。我挡了他们的路。我甚至藏到走廊尽头，尽可能躲开他们。我觉得自己像个小偷，进来出去都偷偷摸摸的，因为他们看我的眼神就像是在说："你怎么又来了？"他们跟我擦肩而过，但从来不和我说话。我似乎侵入了他们的地盘，我不该来。但我就想待在这儿，唯一的原因是女儿希望我在这儿。她以前从来没有跟我提过这样的要求。我只好尽量不挡他们的道。其实我不是自夸，有时我还是能帮上忙的。

这儿人手不够，入院的头两三个晚上，女儿情况很不好，幸亏有我在，不然她就麻烦了，因为护士总不来看她和病房里的另一个老太太。老太太得了心脏病，连坐到便盆上的力气都没有，好几个晚上，是我扶她坐上去的。女儿吐后需要清理，需要照顾，护士们完全不管。但总得有人做这些事吧。

学生：那你睡哪儿呢？

母亲：睡那边的椅子上。头一天晚上，我连枕头、毯子都没有。有个用了枕头就睡不好的病人坚持要我睡她的枕头，我拿了枕头，盖着外套凑合了一夜，第二天，我自带了睡觉用的东西。我不该暴露他的身份——有个看门的（窃笑）偶尔还给我端杯咖啡来。

医生：真是个好人。

母亲：我不该说这些，但又憋不住。

医生：我觉得就该把这些事情说出来，这些事值得思考、讨论，而不是光兜圈子，只说好话。

母亲：对。正像我说的，医生和护士的态度好不好，对病人和家属影响很大。

医生：我希望你也有过满意的体验。

母亲：有个夜班护士，总是到病房里来拿东西，很多病人都抱怨，但无济于事。只要是那个护士值班，病人就不敢合眼，等她来，因为怕她偷东西。她来病房后，态度很恶劣，又是个小心眼。她还没结婚。第二天夜里，来了一个又帅又高、深色皮肤的男护士，他说："晚上好呀，希望我能陪你们度过一个美好的夜晚。"他态度好极了。整个夜里，只要我一按铃，他就马上到。小伙子太好了。第二天早上，房间里的病人全都感觉好极了，一整天心情都舒畅。

医生：谢谢你，M太太。

母亲：希望我没有说过头。

接下来是对C太太的访谈，家庭责任带来的巨大压力，让她觉得自己无法面对死亡。

医生：你说自己一个人躺在床上想事情的时候，脑子里就停不下来，所以我们提议一起坐会儿，听你聊聊。你最放不下的是孩子们，对吧？

病人：是的，我最担心小女儿，还有三个儿子。

医生：他们基本上都成年了，是吧？

病人：是的，但我知道，要是父母得了重病，特别是母亲，

273

对孩子们的影响太大了。童年时经历过这些，心灵会受到很大冲击。不知道她长大后会怎么样，等她成年了，回想这些事儿，会是什么心情。

医生：哪些事儿？

病人：首先是她母亲成了个废人，无论是学校还是教堂的活动，和之前相比，都提不起精神。还有，我更担心谁来照顾我的家人，比我待在家里的时候还担心，哪怕我在家也是病恹恹的。朋友们都不清楚我的想法，也没人愿意谈这个问题，所以我只好说给别人听，该让大家知道。我这样做对吗？女儿还那么小，我该现在就告诉她，还是晚一点儿再告诉她？

医生：你怎么跟她说的？

病人：孩子们提问总是很直接，所以我回答得也很坦率。不过我当时心里五味杂陈，总觉得还有希望。我希望他们万一哪天发现了一种新药，那我还有机会。我不害怕，我觉得她也不害怕。如果我的病到了无药可救的地步，我失去了自理能力，被折磨得痛不欲生，我也不会害怕，还要坚持下去。我希望她在主日学校健康地长大，只要我知道她也会坚持下去，不觉得这是一场悲剧就好。我绝对不希望她有这种想法，因为我就不这么想，我也是这么告诉她的。很多时候，当着她的面，我尽量表现得高兴，所以她一直认为我来了这儿，他们就会把我治好。这次也不例外，她认为这儿的人会把我治好。

医生：你仍然怀着希望，不过你家人更希望你好起来，是这个意思吧？也许大家的理解不一样，让情况变得更复杂了。

病人：没人知道我的病会拖多久，我当然还是怀着希望的，但信心没有以前那么足了。医生什么都没跟我说。他们不告诉我在手术时有什么发现，但就算不说，我也会知道。我的体重已经降到了最低，胃口也差。他们说有感染，但找不到具体部位——要是得了白血病，最怕的就是感染。

医生：昨天我来看你，你心情很烦躁，好像刚做了一个结肠X光检查，你说想骂人。

病人：是的。你知道吗，当你病得厉害、身体又虚弱，让你烦心的就不是什么大事儿，而是那些小事情。他们为什么不跟我谈一谈？做某个检查之前，为什么不事先打个招呼？带我出病房前，为什么不让我先去趟洗手间？他们带走的不像是个人，而是个东西。

医生：是什么让你昨天早上那么生气？

病人：算是隐私，但我还是想告诉你。为什么做结肠X光检查的时候，他们不能多准备一套病号服？做完检查，全身上下脏今分的。他们要我坐在椅子上，但那把椅子我一看就没有心情坐。等我站起身，到处都是白色粉末，特别难受。我觉得住在楼上病房时，他们对我挺好的，但是到楼下来做检查时，我觉得自己就是个号码。他们对我做些奇怪的事儿，回来后特别不舒服。我不知道为什么会发生这种事，但一直在发生。我认为这种事不应该发生。他们应该提前告诉我。我很虚弱、很累，但那个送我来这儿的护士觉得我自己能走，我说："要是你觉得我还能走，我就试试吧。"等我做完各种检查，在检测台爬上爬下，已经累瘫了，能不能撑到返回病房都是个问题。

医生：你一定很生气、很无助。

病人：我本来不爱生气的。上一次生气，还是因为大儿子跑出去了，丈夫又加班，我没办法锁门，但要是不锁，我又觉得不安全，睡不踏实。我们家在街角，街角有一盏路灯，我要确认门上了锁，才睡得着。我跟丈夫说过好多次，他以前总记得给我打电话，说门锁好了，偏偏那天晚上他没有打电话。

医生：你的大儿子有点儿问题，是吗？昨天你提过，说他精神上有点儿问题，反应也比较迟钝？

病人：对。他在州立医院住了四年。

医生：现在回来了？

病人：嗯。

医生：你是不是觉得应该对他多加看管？你担心他管不住自己，就像那天晚上，家里没锁门？

病人：是的，我觉得是自己的责任——责任很大，但我现在又做不了什么。

医生：要是你再也无法担起这份责任，该怎么办呢？

病人：那我们只有希望因为我得了病，他的脑子能开点儿窍。他什么都不懂，他很善良，但需要人帮助，他没法自己照顾自己。

医生：谁能帮他呢？

病人：唉，这是个问题。

医生：你想想看呢，家里还有谁能帮他？

病人：只要我丈夫还活着，他就能照顾儿子。但问题是他要出门去上班，一去就是很多个小时，儿子的祖父母也能帮忙，可我还是不放心。

医生：谁的父母？

病人：我丈夫的父亲，和我的母亲。

医生：他们身体还好吗？

病人：他们的身体也不大好。我母亲患有帕金森病，我公公有严重的心脏病。

医生：所以除了十二岁的女儿，你还要担心这些事儿？你的大儿子有精神上的问题。你母亲得了帕金森病，照顾别人的话，手会一直抖。你的公公有心脏病，你自己的情况也不好。家里得有人帮忙，照顾所有的病号。这就是最让你苦恼的事。

病人：是呀。我们试着多交点儿朋友，想着有人能帮着照顾家里人。我们过一天算一天，日子就这么熬过来了。可是一想到将来，还是忍不住担忧。最糟糕的还是我得了这个病，你永远不知道是该放宽心，得过且过呢，还是应该来一次彻底的改变。

医生：改变？

病人：对呀。有一次我丈夫说："必须做出一些改变了。"先把家里的老人送走，一个去我姐姐家，一个去养老院。你必须狠下心来，把家人送到某个机构去，就连我的家庭医生都建议我把大儿子送到精神病院去。可我还是无法接受。最后我跟他们说："你们要是走了，我会更难过，你们还是留下吧。要是你们去了，实在待不住，那就回家吧。你们都走了，情况会更糟。"我从一开始就提出让他们回家住。

医生：他们要是去了疗养院，你是不是会感到内疚？

病人：唉，要是他们在家里上下楼梯时都跌跌撞撞，因此被送去养老院，我心头就不会内疚了，这么说吧——我母亲一围着炉子转，我就觉得要出事。

医生：你已经习惯了照顾别人，现在要别人来照顾你，你很不习惯。

病人：确实有点儿小问题。我妈总想帮我，她关心子女胜过别的任何事。这样并不好，因为人总得有点儿其他的爱好，而她最爱的就是家人。她的人生，就是为我住在隔壁的姐姐做些针线活儿，干点儿家务。这让我很高兴，因为我女儿也能跟着跑过去，幸亏我姐姐就住在隔壁，这样我妈可以经常去串门，对她的健康也有好处，因为能换个心情。

医生：这样每个人都方便了。C 太太，你能多讲一点儿自己的情况吗？你刚才说这次觉得身体最虚弱，体重也降到最低。一个人躺在床上的时候，你在想些什么？哪些对你帮助最大？

病人：考虑到我和丈夫的家庭环境，我们觉得如果要开始一段婚姻的话，需要外部的力量。丈夫当过童子军的领导，他的父母婚姻出了问题，后来离了婚。我父亲也结过两次婚，有三个子女。他之前娶了一个年轻女招待，但那段婚姻没有维持多久。可怜的是孩子们，很小就被分开送到别人家寄养。父亲和我母亲结婚后，孩子们没有搬过来一起住。父亲脾气暴躁，容易激动，性格太不好。我经常在想，自己当初是怎么熬过来的呀。我们住在那儿时，我和丈夫在教堂里认识，然后结了婚。我们觉得要婚姻美满，必须借助外界的力量。我们总这么认为。我们热衷于教堂的工作，我十六岁就开始在主日学校教课了。学校的托儿所需要人手，所以我就去了，并乐在其中。一直到我生了两个儿子，才没再去教课。我喜欢在那儿教课，去教堂祷告，跟教友们分享信仰对我的意义。上帝对我意义重大，因为有上帝，所以有什么事情发生时，我才不会轻言放弃。只要坚定自己的信仰，就会知道无论发生什么事，该来的都一定会来。

医生：现在支撑你的还是这个信念吗？

病人：是的。我和丈夫谈的时候，我们的感觉是一样的。就像我跟C牧师说的，我们可以乐此不疲地跟别人聊这个话题，我还告诉牧师，我跟丈夫的感情和二十九年前刚结婚时一样牢固。这是另一件对我来说意义重大的事，尽管遇到很多问题，我们总能勇敢面对，他是个好男人，非常好的男人！

医生：你处理自己的问题时很勇敢、很坦然，最让你苦恼的就是你儿子了吧？

病人：我们尽力了。父母们不一定都会遇到这种问题。我实在不知道该怎么办。起初还以为他是性子倔，拿他没办法。

医生：儿子多大时，你们发现他有点儿异常呢？

病人：很容易就发现了。他不会骑三轮童车，同年龄段孩子会的他都不会。作为母亲不愿意承认，总想找些其他的理由。

医生：你用了多长时间才承认的呢？

病人：一直到现在，其实从他开始上学、上幼儿园，就是老师眼中的问题儿童。他常常把东西塞在嘴里，吸引别人的注意。老师告诉了我，我确信他有点儿问题。

医生：这么说你是一步步接受现实的，就像你查出自己得了白血病。你的日常起居，医院里是谁在帮你？

病人：每次遇到一个信仰坚定的护士，对我的帮助就很大。我刚才提过，昨天去楼下拍 X 光片，觉得自己就像一个号码。没人在乎我，特别是我第二次下去，那时已经很晚了，她们很不耐烦，觉得这么晚了还要送个病人下去，所以一路上都显得不耐烦。我知道那个护士在送我下去后，会把轮椅丢在那儿，然后跑掉。我只好坐在那儿，等有人出来。但有个护士跟她说不应该这么做，她应该走进检查室，告诉他们我已经在外面等着了，好让他们出来。我觉得她不高兴是因为这么晚了还得推一个病人下楼，他们就要下班了，负责检查的医生准备回家，确实很晚了。这类小事还有很多，护士的微笑对病人的帮助最大。

医生：你对没有信仰的人怎么看？

病人：我碰到过这类人。这儿有些病人就是这样的。上次有位绅士在得知我得了白血病时，对我说："真是想不明白，世界为什么这么不公平。你怎么会得白血病呢！你不抽烟，也不喝酒，从不沾这些。"他接着说，"而我呢，是个老头子了，还做过一些不该做的事儿。"其实这两者也没什么区别，没有人说我们永远不会遇到任何问题，上帝都有很多问题需要解决，所以他指导我们如何行事，而我们则谨遵他的教诲。

医生：你想到过死亡吗？

病人：想过死亡？

医生：对。

病人：想过，我经常想这个问题。我不喜欢每个人都来看我，我的样子太可怕了。为什么一定要这样呢？为什么不搞个简单的告别仪式？听起来有点奇怪，但我很讨厌葬礼。一想到我要被装进棺材里，就很排斥。

医生：我有点儿不明白。

病人：我不想让别人难过，比如孩子们，让他们三天两头为这事儿悲伤。我想过这个，却无能为力。有一天丈夫进来问我，他说我们是不是该考虑一下，比如把眼睛或者身体捐了？那天我们没有做决定，现在也没有，因为这种事儿嘛，总是一拖再拖的。

医生：你跟别人讲过这个吗？死亡随时会来，你做好了准备去面对吗？

病人：我跟 C 牧师说过。很多人都需要依靠别人，需要找牧师倾诉，并且希望从他那儿得到所有的答案。

医生：他给你答案了吗？

病人：如果你了解基督教的话，等你到了我这个年纪，阅历够了，就能理解这些了，因为很多时候，人都得靠自己。生了病就一个人待着，别人不可能随时陪着你。牧师不可能，丈夫不可能，谁都不可能天天守在你身边。尽管我丈夫是那种一有空就会来陪我的人。

医生：也就是说，有人陪你的话，对你是最大的帮助？

病人：噢，是的，特别是某些人陪着。

医生：具体是谁？你刚才提到了牧师，还有你丈夫。

病人：我喜欢我们教区的牧师来看我，我还有个跟我年龄相仿的朋友，她是个虔诚的基督徒。她双目失明，在医院躺了好几个月。她坦然接受了失明这件事。她喜欢为别人帮忙，如果有人生了病，她就去探望，还募集衣物什么的捐给穷人。那天，她给我写了一封文采飞扬的信，信中引用了《诗篇》第一百三十九章的内容。我很高兴收到她的信。她写道："我希望你懂得，你是我的挚友。"能有这样一位知己，我就觉得幸福无比。小事就能让我感到幸福。总体来说，现在这儿的人还是挺友好的。不过听到别的病人在病房里痛苦地呻吟，我还是有点儿烦躁。我一听到，就会想，唉，为什么他们不能为那个人做点儿什么？你懂我的意思吧。这种情况持续了很长时间，听见他们哭喊，担心他们没人照顾。又没办法去他们病房，陪他们说说话，只能忍着。这种事让我很难受。第一次来这儿的时候，我睡不着，脑子里一直在想这个问题。我想，唉，不能老这么耗下去，得自个儿睡一觉。于是我真的睡着了。可是那天夜里我听到有两个病人在哭喊，我希望自己永远不要变成那样。我有个表姐，不久前也得了癌症。她是个好人，虽然生下来就有残疾，但心态一直很好。她在医院住了好几个月，从来没有哭过喊过。我最后一次见到她，是她去世前的一周。她总是在鼓舞人心，真的，因为都到了那时候，比起担心自己，她更担心的是我走了那么远的路去看她。

医生：你也想成为那样的人，是吧？

病人：嗯，她帮过我。我希望自己也能像她一样。

医生：你肯定能行。今天你就做得很好。

病人：还有件事一直困扰我——一个人要是像那样失去了意识，那他肯定不知道自己在做什么。有时候他们表现得很反常。

有一点很重要，信任自己的医生很重要，相信他会陪着自己。E医生很忙，我没机会跟他聊上几句。除非他主动提问，我没办法告诉他自己家的那些问题，尽管我总觉得把这些事儿藏在心底，对健康有很大的影响。我很清楚，心事太多会影响生理健康。

牧师：前几天你想说的就是这个意思吧，来自家庭的压力和其他问题影响了你的健康。

病人：对，这是真的，圣诞节期间，儿子的情况很不好，他爸把他送回了州立医院。是他主动提出要回去的。他说："等我们从教堂回家，我就收拾东西。"到了医院，他却改了主意，于是又回了家。他爸说是儿子提出来的，所以把他领回了家。这孩子回家后，不停地走来走去，坐不住，一直焦躁不安。

医生：他多大了？

病人：二十二了。如果应付得过来，跟他相处就没事儿，但要是答不出他提的问题，或者帮不了他，那也有一个绝招，就是陪他说说话。不久前，我想跟他解释他出生时发生了什么事，他似乎听明白了。我说："你得了一种病，就像我也得了一种病，你有时候病情很糟糕。我知道你遭了不少罪，也知道你有多难受。我坚信你能挺过去，恢复平静的心态。"你瞧，我跟他讲了这些。他努力想听懂，但精神方面有问题的人，听了也不知道该怎么办。

牧师：这让你压力很大，我想你肯定很累。

病人：是啊，他是我最大的心病。

医生：你父亲第一任妻子生的那几个孩子，离婚后分别寄养到别人家里，而你现在也面临相同的问题，他们以后怎么办呢？

病人：我最大的难题就是怎么样才能让孩子们不分开，不把他们送到不同的机构去！唉，我觉得办法总会有的。可要是有人彻底下不了床，情况就完全不一样了。我可能会再次卧床不起，我一直对丈夫说，船到桥头自然直，但是这么多年过去，问题仍然没有解决。我公公刚刚犯过一次心脏病，我们觉得他的身体大不如前了，但令人吃惊的是，他倒是过得很潇洒。相比跟他同龄的也得了心脏病的老人家，他更开朗豁达。

医生：你们可以送他去养老院了？

病人：是呀，那儿没有他想象中那么可怕，但是能和儿子、儿媳住在一起，他感到很骄傲。他在这个镇子长大，在镇上过了一辈子。

牧师：他今年多大年纪了？

病人：八十一岁。

医生：他八十一，你母亲七十六？C太太，我们今天的访谈该结束了，我答应过你不超过四十五分钟。昨天你说没人听你聊过家里的事对你的影响，以及你对死亡的看法。你觉得别的病人如果也有这种想法，除了医生、护士，医院里的其他人也能当听众吗？

病人：那样会有帮助，很有帮助。

医生：由谁来做这个事儿呢？

病人：如果运气好，能碰到这么一个医生，不过太难得了，很少有医生走到我面前，对我的个人生活感兴趣。他们大多只对病人的医疗问题感兴趣。M医生算是随和的人，我来这儿住院后，他来看过我两次了，我很感激他。

医生：你说他们为什么不太愿意做这个事儿呢？

病人：外面的世界也差不多，我们为什么没有更多的人来做他们该做的事儿呢？

医生：今天就到这儿吧，怎么样？你还有什么想问的吗，C太太？我们会再见面的。

病人：没有了。我只希望和更多的人见面，告诉他们这些事，寻求他们的帮助。除了我儿子，这个世界还有很多人需要得到帮助，要是能说动一些人，也许就能找到帮手。

和S太太一样，C太太也人到中年，当死神渐渐逼近，她仍然肩

287

负生活的重担，照顾缺乏自理能力的家人。她的公公八十一岁了，刚刚犯过心脏病；母亲七十六岁，患有帕金森病；十二岁的女儿离不开她的关爱，她担心女儿成熟得"太快"；二十二岁的长子无法像正常人一样生活，经常出入州立医院，让她又难受又心疼。她的父亲在第一次婚姻破裂后抛下了三个年幼的孩子，她怕自己也会在孩子们需要她的时候，弃他们而去。

沉重的家庭负担，让病人难以平静地面对死亡，除非能让病人一吐为快，找出解决的办法。如果病人没有机会讲出自己的顾虑，就会生气、绝望，从她对护士的怨气，不难看出她心头的怒火。那个护士觉得她能自己走到拍 X 光片的地方，完全无视她的需求，为了快点收工下班，抛下了一位虚弱、疲惫的病人。幸亏这位病人还稍微有点儿自理能力，即使身处不利环境，还能保持自己的尊严。

她生动地描述了病人有多么渴望一个细心而随和的人，以及这样的人为病人带来的心灵慰藉。她自己就是一个典范，让长辈们住在家里，过得舒服自在，而不是把他们送进养老院。还有她儿子，虽然很难和他相处，但他自己更习惯待在家里，而不是去州立医院，于是她允许儿子待在家，尽量陪他多说说话。她努力照顾好每个人，这也是她的心愿，希望自己能待在家里，多做点儿事，哪怕这意味着卧床不起，只要有她在，家人就感到安心。访谈快结束时，她提到自己希望能接触更多人，让他们了解病人渴望交流的心愿，也许我们的研讨课刚好满足了她的这个愿望。

C太太希望跟人交流，心怀感激地接受别人的帮助，L太太却不一样，她虽然接受邀请参与访谈，却不愿透露心事，直到临终前，才把我们叫到身边，说出心里话。

经过一番努力，C太太终于为有精神问题的儿子找到了归宿。丈夫的体贴，加上虔诚的信仰，给了她莫大的支持，让她有勇气忍受日复一日的病痛。她的遗愿，是不想让别人看见她躺在棺材里时的"丑样子"，这也得到了丈夫的理解，他明白妻子一直很为他人着想。在我看来，她不希望别人看到丑样子，和她讨厌其他病人的哭喊是一个道理，她觉得这样"也许会失去做人的尊严"，而且她也担心失去意识，她说："一个人要是像那样失去了意识……他肯定不知道自己在做什么……有一点很重要，信任你的医生很重要，相信他会陪着你……但E医生很忙，你没机会跟他聊上几句……"

也许她是为别人担忧，但更有可能是她感到害怕，当家庭问题日积月累，重得远远超出了她的负担能力，她害怕自己失去对局面的掌控，变得愤愤不平。

后来再次探望她时，她承认自己"有时也想尖叫"——"请来接手吧，我再也不想替每个人操心了。"当牧师和社工伸出援手，心理医生也帮忙安置好她儿子后，C太太才大大松了一口气。等所有的问题都得到了妥善解决，C太太终于平静下来，不再担心别人看见她躺在棺材里的样子——那个场景从"太可怕了"变得恬静、平和与体面，说明她最终接受了死亡。

以下是对L太太的访谈，之所以收入书中，是因为她代表了最让我们头疼的一类病人，因为她总是在接受帮助和拒绝帮助之间摇摆不定。有一点很重要，我们不能强迫这类病人接受我们的帮助，但若她有所需要，我们随时乐意效劳。

医生：L太太，请问你入院多久了？

病人：我是8月6日住进来的。

医生：不是你第一次住院吧？

病人：不是，我住了二十多次了。

医生：第一次是什么时候？

病人：第一次是1933年，我生第一个孩子的时候，不过我第一次住进这家医院是1955年。

医生：那次是什么原因呢？

病人：做肾上腺切除手术。

医生：你的肾上腺怎么了？

病人：我的脊柱底下长了恶性肿瘤。

医生：1955 年吗？

病人：是的。

医生：那你患恶性肿瘤已经十一年了？

病人：不止呢。1951 年我切除了一边的乳房。1954 年，另一边的乳房也切除了，到 1955 年，我的肾上腺和卵巢都被切除了。

医生：你今年多大年纪？

病人：五十四，就快五十五了。

医生：五十四。根据你的说法，你从 1951 年开始病到了现在。

病人：对。

医生：能给我们说说是怎么开始的吗？

病人：1951 年的时候，我们搞了个家庭聚会，丈夫那边所有的亲戚都从外地赶来了。我上楼去收拾，泡澡的时候发现我的乳房上有个肿块。我把小姑子叫了进来，问她这情况麻烦不，她说麻烦，让我给医生打电话，约时间做检查。我打了电话。那天是星期五，第二周的星期二，我去了医生的办公室，星期三拍了 X 光片，他们告诉我是恶性肿瘤，再下来那个星期一，我动了手术，切除了一边的乳房。

医生：你什么感受？当时你多大？

病人：我三十多——快四十了。我也搞不懂，所有人都觉得我会精神崩溃，但我很镇定，他们感到很惊讶。我还拿得病开玩笑呢。发现有了肿块，小姑子好几次都说可能是恶性肿瘤，我却没当回事儿，只有大儿子觉得情况很严重。

医生：他多大？

病人：十七岁，不到十七，还差几个月。他守在家里，一直等我做了手术。然后他去教堂祷告，因为他怕我会卧病在床起不来，于是就去做祷告。做过了手术，我觉得也没什么大不了的——唯一让我烦恼的是接下来的化疗。

医生：你其他的孩子多大？听起来好像不止一个。

病人：我还有个儿子，现在二十八岁了。

医生：现在？

病人：嗯，当时他还在念初中。

医生：你有两个儿子？

病人：是的。

医生：看来你儿子真的很担心你。

病人：我也这么觉得。

医生：他请假回了家。

病人：对。

医生：他后来怎么接受你得了病？

病人：我逗他，说他有"医院恐惧症"，因为他不敢到医院来，怕看见我躺在病床上的样子。他只来过一次，我正好在输血。他爸爸偶尔叫他把什么东西带回家，或者需要搬些啥来医院，他爸爸搬不动，就叫他跑腿儿。

医生：他们怎么告诉你有了恶性肿瘤的？

病人：直接说的。

医生：这种方式好不好？

病人：我无所谓。不知道别人是什么反应，我觉得早点儿知道要好些。我是这么觉得，宁愿他们先告诉我，再告诉其他人。如果每个人都突然变得很关心你，你就会猜到情况有点不对劲，反正我是这么想的。

医生：反正你迟早会产生怀疑。

病人：是的。

医生：那时是1951年，现在是1966年，你来这家医院，进进出出，大概二十次了。

病人：差不多。

医生：你有什么可以教我们的吗？

病人：（大笑）我不知道，我还得学很多东西呢。

医生：你现在身体状况如何？我看你安了个支架，是脊柱有什么问题吗？

病人：是脊柱。去年6月，我做了个脊柱融合术，去年6月15日。他们说我要一直戴这个支架。这次住院是因为右腿出了点儿小问题。这儿的医生技术很好，这个问题，他们也会帮我解决。

我觉得有点儿麻木。之前我的腿就有点不听使唤，有点刺痛，像被很多针扎。昨天这种感觉突然消失了。现在我这条腿已经能自由活动了，像又恢复了正常。

医生：你的恶性肿瘤复发过吗？

病人：没有。医生说没什么可担心的，病情稳定了。

医生：稳定多久了？

病人：估计切除肾上腺后就稳定了，当然我也不太清楚，医生告诉了我好消息，我就没管了。

医生：你希望听到好消息。

病人：每次走出医院的大门，我都对丈夫说，这是我最后一次来这儿了，再也不回来了。去年5月7日我出院时，丈夫为我说了，我就没说这句话。结果还是没坚持多久，8月6日，我又回了医院。

医生：你脸上带着笑容，但内心是不是很悲伤呢？

病人：人嘛，经常都是这样。

医生：你患了恶性肿瘤，住院二十多次，切除了乳房，切除了肾上腺，你是怎么坚持过来的呀？

病人：还有脊柱融合……

医生：对，还动了这个手术。你是怎么熬过来的？从哪儿得到的力量？有什么担心吗？

病人：我不清楚。我猜是对上帝的信仰，和医生们的帮助吧。

医生：哪个排在第一位？

病人：上帝。

牧师：我们之前聊过这个，尽管你有信仰支撑自己，有时还是感到不开心。

病人：对。

牧师：这是难免的，人有时会感到沮丧。

病人：是的，我感到沮丧，特别是一个人待在病房里，我会回忆过去，然后觉得光躺在这儿想过去的事儿简直毫无意义。过去的都过去了。我该多想想未来。当初住进这家医院，得知自己得了恶性肿瘤，需要动手术，我心头一凉，唉，家里还有两个孩子等着我呢，我祈祷他们能治好我的病，至少让我活到把两个儿子拉扯大。

医生：他们现在已经是男子汉了，对吧？你的祈祷起了作用。

（病人哭起来）

病人：实在不好意思，我真的想好好哭一场。

医生：没事。我正在想你为什么说要逃避沮丧的心情，为什么要逃避呢？

牧师：不好意思，是我选错了表达方式。L太太经常跟我谈论如何应对沮丧的情绪。不是要逃避，而是面对它，消除它。

病人：有时我忍不住想哭，对不起——

医生：没关系，我鼓励你这么做。

病人：噢，真的吗——

医生：真的，逃避只会让人更难受，你觉得呢？

病人：唉，我不觉得。大哭一场后，心情反而更糟糕，我就是这样的人。任何人跟我处境一样，怎么说呢，都挺知足的，我觉得他们应该感谢过去的种种经历，得到过很多别人没有机会得到的东西。

医生：你指的是多活的时间？

病人：这是一方面。过去几个月里，我目睹了家里发生的一件事。我觉得自己很幸运，这些事儿没有发生在我身上。

牧师：你是说你的小叔子？

病人：对。

牧师：他在这儿去世的？

病人：嗯，5 月 5 日。

医生：发生了什么事儿？

病人：他没有病多久，不像我有机会一直待在医院里，他年纪不大，如果从一开始就控制好病情——还有就是他自己大意了，再加上发现晚了。

医生：他多大岁数？

病人：六十三。

医生：他得了什么病？

病人：癌症。

医生：他是平时没注意到，还是别的原因？

病人：六个月前发的病，大家都说他该去看医生，找个地方治疗。他却没在意，一直到没法拖下去了，才决定来这儿找医生帮忙。他和妻子担心这儿的人能救我的命，却救不了他的。就像我说的，他等到自个儿撑不下去了才来的医院。

医生：你觉得多活的日子特殊吗？跟别的日子不一样？

病人：我不认为有什么不同。因为我觉得自己的生活和你的、

297

和牧师的一样。我没觉得这些日子是向老天借来的，也不想更充分地利用剩下的日子。我的日子和你们的一样。

医生：有些人感觉这段时间过得更充实。

病人：我不同意。

医生：倒不是每个人都这样，你没有这种感觉吗？

病人：没有，我不会的。每个人迟早都要走，我只是时间还没到，就这样。

医生：你有没有想过，或者有这个念头，现在该做好准备迎接死亡了？

病人：没有。我跟以前一样，过一天算一天。

医生：噢，你从来没考虑过这个问题，没想过死亡意味着什么吗？

病人：没有，我从来不想这个。

医生：你觉得大家应该想一想吗？毕竟每个人都会走到那一天。

病人：反正我从没考虑过该怎么去迎接死亡，我觉得如果真有那么一天，灵魂深处会告诉我的。我还没准备好。我觉得那一天还早着呢。

医生：是呀，谁也说不清。

病人：我的意思是自己才把两个儿子抚养成人，还盼着帮忙带孙辈呢。

医生：你有孙子孙女了？

病人：有七个。

医生：所以你也盼着他们快点儿长大。

病人：我盼着他们长大，然后等着看曾孙呢。

医生：你住院期间，什么对你的帮助最大？

病人：可以的话，我希望随时和医生们待在一起。

牧师：我大概知道原因了，你的脑子里总有一幅未来的蓝图，描绘了你要实现的目标。你一直说自己想回家，能四处走动。

病人：没错。我想恢复行走能力。我相信自己能做到，就像以前一样。我下定了决心。

医生：是什么在支撑你，让你没有放弃？

病人：我觉得自己把丈夫一个人丢在家里了，他像个大孩子，比其他孩子更需要照顾。他有糖尿病，视力受到影响，看不清东西。我和他都在领伤残抚恤金。

医生：他能做些什么？

病人：唉，他什么都做不了。他视力很差，连路上的交通信号灯都看不清。上次我住院的时候，他和Ｓ太太聊天，Ｓ太太坐在床边，问他能不能看见，他说能，就是模模糊糊的。所以我估计他的视力不行了。他能看报纸上的大标题，但是下面一行副标题，就得拿放大镜了，再往下，就什么也看不清了。

医生：在家里，你们谁照顾谁？

病人：去年十月我出院的时候，我跟丈夫说好了，我当他的眼睛，他当我的腿。

医生：挺好的，后来进行得怎么样？

病人：很顺利。有时他不小心把桌上搞得乱七八糟，我也故意把桌上的东西弄乱，这样他就不会以为是自己眼睛不好，才把桌上弄乱了。要是他摔个跟头啥的，我就告诉他，我过去视力好的时候也经常摔跟头，他就不会觉得难受了。

牧师：他有时觉得难受吗？

病人：嗯，有时候会。

医生：他有没有考虑过养一条导盲犬，或者接受什么训练，比方说行动训练？

病人：我家有个帮工，来自基督教救世军，她会帮着料理一下家务。她告诉我丈夫，有什么需要的话，他们会尽力提供帮助。

医生："盲人灯塔"组织可以根据他的需要，提供行动训练和专用手杖。

病人：那太好了。

医生：听起来你们俩在家时总是互相帮助，这个人做不了的，另一个就帮着做。你住在医院，肯定很担心丈夫在家里过得怎么样。

病人：是的，的确很担心。

医生：他在家怎么过的呢？

病人：孩子们会接他去吃晚饭，那个帮工一周来三次，帮忙做清洁、熨衣服。他能自己洗衣服。他能做的事儿，我都鼓励他去做。我发现他做起很多事儿来已经不那么利索了，但我还是表扬他做得不错，要他继续坚持，想怎么做就怎么做。

医生：你总是说些让他能提振精神的话。

病人：我尽量做到。

医生：你对自己也是这样的吗？

病人：就算是感觉不好，我也不抱怨。每次他问我感觉怎么样，我都说感觉很好。除了有一次，我告诉他我得去住院了，他们要我住院。那是他第一次听我说这样的话。

医生：他没早点叫你去住院吗？

病人：没有，是我自己决定的，因为我有个朋友，老觉得自己得了病，结果真的坐进了轮椅。从那以后，我就下定决心，除非情况特别糟糕，我不会轻易抱怨。这是我从朋友身上吸取的教训。她跑遍了全城，希望医生们同意她得了多发性硬化症，可他们都查不出她有什么毛病。如今她坐在轮椅上，路也走不了。她到底有没有得那个病，我也不知道，反正她坐轮椅已经有十七年了。

医生：那是走到了另一个极端。

病人：没错。我想说的是，她成天抱怨个没完——我还有个小姑子也是，一会儿说指甲疼，一会儿嫌刮腿毛麻烦，我受不了这俩人喋喋不休的抱怨，所以下定决心，除非病得很重，否则绝不抱怨。

医生：家里还有谁和你性格一样？你父母在生活中也不愿意低头吗？

病人：我母亲是在1949年去世的，在我印象中，她只生过两次病，后一次是白血病，然后就去世了。至于我父亲，我不太记得清了，只知道他是在1918年那场大流感中死去的。我对父亲的事儿知道得不多。

医生：也就是说，抱怨意味着死亡，你的父母只在去世前有过怨言。

病人：对，就是这个意思。

医生：可是，有很多人抱怨他们这儿疼、那儿疼，也没有死呀。

病人：是的，我小姑子就是那样的，牧师也认识她。

牧师：L太太住院期间，其他病人都很依赖她，于是她像是扮演了一个安慰者的角色。

病人：噢，我没注意到——

牧师：有时我在想，你难道不想找个人说说话，从别人那儿得到安慰，而不是总让他们来依赖你？

病人：我觉得自己不需要别人安慰，牧师先生，我也不需要别人的怜悯，因为我不想让自己在别人眼中看起来很可怜。事情还没有糟糕到那种地步。我唯一抱怨的对象，只有那些可怜的医生们。

医生：你为他们感到难过吗？你不需要可怜他们，他们也不需要别人的怜悯，你说呢？

病人：我知道他们不需要，可是我觉得，唉，他们从这个病房走到那个病房，听到的都是病人痛苦的叫喊，我敢打赌他们想逃离这个地方，护士们也是。

医生：有时的确会这样。

病人：他们要是逃走了，我也不会怪他们的。

医生：你说自己正配合医生的治疗。你有没有因为不想给他们添麻烦，而隐瞒自己的病情呢？

病人：不，不会的。我会告诉他们自己的真实情况，只有这样他们才能进行治疗。如果不告诉他们哪儿不对劲，还怎么治病呢？

医生：你身体有什么不适的感觉吗？

病人：我感觉很好，当然我想做的事儿，也会去做。

医生：你想做什么呢？

病人：起床，走路，回家，步行走回家去。

医生：然后呢？

病人：这个嘛，到了家我也不知道该干什么，可能又上床睡觉吧。（笑）不过我现在感觉真的很好，哪儿都不疼。

医生：昨天开始的吗？

病人：我的腿一直有刺痛感，昨天才消失的。其实疼也没什么，我只是担心到了家里怎么办，因为我已经有好几个星期不能正常走路了。我也许把自己逼得太狠了，如果一开始就承认腿出了问题，找医生看，接受治疗，也许就不会搞成现在这样子了。可我总想着第二天情况就会好转。

医生：所以你就一直等，希望疼痛会消失。

病人：我等啊等，发现情况一点也没有好转，于是打了电话。

医生：你被迫面对它。

病人：我被迫面对现实。

医生：如果到了最后的日子，你会做什么呢？还是继续逃避吗？

病人：我会等那一天到了再说。母亲住院前，我一直在照顾她，时间到了，她就安心上路了。

医生：她知道吗？

病人：她不知道自己得了白血病。

医生：不知道？

病人：医生叫我不要告诉她。

医生：你怎么看？你有什么想法呢？

病人：唉，我感觉糟透了。她不知道得了病，还一直告诉医生自己哪儿不舒服。而且，当时她因为不知情，所以总跟医生唱反调。她对医生说是胆囊出了毛病，还自己做诊断，吃些治疗胆囊的药，这些药对得了白血病的人来说毫无用处。

医生：他们为什么不告诉她？

病人：我不清楚。当医生告诉我这个消息时，我问他如果母亲知道了怎么办，他说别担心，她不会知道。

医生：你那时多大？

病人：我已经结了婚，三十七岁左右吧。

医生：你照医生的要求做了。

病人：对。

医生：那她直到去世，都不知道实情，也没跟人提过这事儿？

病人：是的。

医生：那就搞不清她当时的感受了。

病人：对。

医生：你觉得对病人来说，什么样的方式更容易接受？

病人：因人而异吧，换作是我，我就很愿意知道自己得了什么病。

医生：嗯，那你父亲呢——

病人：我父亲嘛，他知道自己得了什么病。他染上了流感。我见过一些病人，他们住进医院，却不知道自己得了什么病。比如最近有一个，牧师认识她。她知道自己得了什么病，但不知道自己会死。就是J太太，她做好了打一场硬仗的准备，坚信自己还能回家陪丈夫。她家里人一直瞒着她，没告诉她病情其实很严重，她也一直没有产生怀疑。也许对她来说，用那种方式离开更好。

我也说不好。每个人的情况不一样，医生才知道什么样的处理方式是最好的。我觉得他们最清楚哪个病人适合哪种方式。

医生：这么说，他们会对"人"下药？

病人：我是这么觉得。

医生：但也不能一概而论。我们并不赞成那样做，所以现在正在努力尝试去看望每一个病人，学会如何有针对性地帮助他们。我认为你是一位斗士，尽自己所能，战斗到生命的最后一刻。

病人：我会的。

医生：然后，当你不得不面对死亡，就去直面它，你之所以能微笑着面对这一切，信仰起了很大作用。

病人：希望如此吧。

医生：你信什么教？

病人：路德教。

医生：你的信仰中，哪部分对你影响最大？

病人：我不清楚。没法明确指出来。和牧师谈心能让我得到很多安慰，我甚至还打电话和他聊天。

医生：要是你特别忧郁，感到很孤单，身边又没有人陪伴，你会怎么办呢？

病人：怎么说呢，脑子里想到什么，就去做什么。

医生：比如说呢？

病人：比如过去几个月里，我一直开着电视，看猜谜节目，转移自己的注意力。就这样子。看看别的，或者给儿媳妇打电话，和她聊一聊，跟孙子孙女们说说话。

医生：打电话吗？

病人：打电话，让自己忙起来。

医生：忙些什么事儿？

病人：就是做些能转移注意力的事儿。我偶尔也给牧师打电话，寻求一点儿精神上的支持。我几乎不跟别人谈自己的情况。儿媳妇明白，我打电话给她，多半是因为心情郁闷、情绪低落，于是她会让孩子们来听电话，或者给我说说他们在家里做什么，等电话讲完，坏心情就过去了。

医生：我很佩服你能来参加访谈，知道为什么吗？

病人：不知道。

医生：我们每周找一个病人，每周进行一次访谈，但是我现在发现，你其实并不很想聊这个话题，而你又知道我们要聊这些。尽管如此，你还是愿意来参加。

病人：不管用什么方法，如果能帮得上别人，我就愿意去做。我说过，我的身体状况或者健康状况，跟你和牧师没什么区别。

我没生病。

医生：我觉得 L 太太主动来参与访谈，确实很难得。你是想用这种方式帮助别人，或者帮助我们。

病人：希望如此吧。如果能帮到谁，我很乐意，哪怕我不能出院去做点儿什么。这样吧——我还会在这儿住很长一段时间。也许我还能再参与几次采访。（笑）

L 太太接受了我们的邀请，来和我们分享她的担忧，但对于自己的病情，她的态度却异常矛盾，既接受，又否定。访谈结束，我们才明白她为什么如此摇摆不定。她来参加研讨课，不是想谈论病情或者对死亡的看法，而是想在行动受限、无法下床的情况下，还能为别人做点事。"只要能动，我就还活着。"她这样说。她安慰其他病人，却因为自己没有可以依靠的肩膀而愤愤不平。她打电话给牧师，私底下向他吐露心事，没让别人知道，但在访谈中，她却几乎不提自己偶尔会感到沮丧，渴望与他人交流。她用一句话结束了访谈："我的身体状况或者健康状况，跟你和牧师没啥区别。"意思是："我掀开过了面纱，现在要把脸遮起来了。"

很明显，在 L 太太眼中，抱怨和死亡画上了等号。她的父母从来不抱怨，直到去世前才承认自己得了病。L 太太认为如果想要活下去，就得做事儿，让自己忙起来。因为丈夫有视力障碍，她充当了他的一双眼睛，并且帮助对方否认视力减退的事实，遇到丈夫因为视力不佳而事故频发时，她就制造一些类似的意外，证明事故原因与视力差无关。情绪低落的时候，她不得不找人倾诉，但绝不能抱怨："爱抱怨的人已经在轮椅上坐了十七年了！"

可以想象，一个坚信抱怨会让人终身残疾或者招来死亡厄运的病人，确实无法忍受会引发各种症状的慢性病。

这位病人也得到了一些帮助：家人和她通电话，聊聊"别的事儿"；病房里的电视机转移了她的注意力；后来她学着做一些小手工艺品，这也让她觉得自己"还有用"。如果我们的访谈重在引导，像 L 太太这样的病人就能说出心头的苦衷，而不用担心被贴上抱怨者的标签。

第十一章

对"死亡与临终"
研讨课的反应

———————

昨夜的风雨给今日的清晨戴上了和平的金冠。

——泰戈尔《飞鸟集》第二百九十三首

· 医护人员的反应 ·

正如前文所述，医院医护人员对我们的研讨课有强烈的抵触情绪，甚至公开表示反对。起初，我们几乎不可能得到主治医生同意，去采访他们的病人。住院医生最难对付，其次是实习医生，最通融的是非住院医生和学生。似乎经验越丰富的医生，越不愿意涉足其中。其他作者已经研究过医生对死亡和临终病人的态度，我们没有探索抵触情绪的背后是否存在个人原因，但的确观察到了这种现象。

我们也注意到，研讨课一旦如期进行，主治医生听取了参与课程的同事和病人的意见后，态度会悄然发生转变。为了帮助医护人员了解我们的研讨内容，学生和驻院牧师做了不少工作，护士们更是头号功臣。

这并非巧合，有一位叫西塞莉·桑德斯（Cicely Saunders）的女士，因针对临终病患实施安宁疗护而闻名于世，她成为医生前就是一名护士，如今在一所临终关怀院专门照料晚期病人。她表示，无论是否有人向病人透露病情，大多数病人都清楚自己在世上的日子不多了。和病人讨论这个话题时，她觉得很自在，因为不用刻意隐瞒什么，病人也不会在她面前否认自己的病情。如果病人不想谈，她也尊重对方的选择。她特别强调医生坐下来聆听的重要性。她说大部分病人会抓住机会告诉她（而不是由她来告诉他们！），他们心里其实有数，这样的话，病人心头就没有了愤怒与担忧。"更重要的是，"她说，"选择从事这项工作的医护人员，如果有机会，可以认真思考一下这个问题，在医院的基本宗旨和职责之外，从另一个方面寻求自我满足。如果他们坚定信念并真正喜欢这样的工作，他们的态度将比语言更能帮助病人。"

欣顿（Hinton）则对晚期病人表现出的洞察力、见解以及他们平静面对死亡的勇气，印象深刻。我举出这两个人的例子，是因为论及病人的反应，他们的态度和其他作者一样。

在我们接触过的医护人员中，有两类医生能做到倾听病人的心声，平静地与病人谈论癌症、谈论渐渐逼近的死亡，或者某种常见绝症的诊断。一类人大多是年轻医生，经历过亲人离世，并最终从失去亲人的阴影中走了出来，或者参加过几个月的研讨课，深有体会；另一类是少数上了年纪的医生，据我们猜测，他们属于上一代人，在那个年代，人们的防备心理不强，说话也不拐弯抹角，死亡只是人生的某个阶段，再加上他们照顾过晚期病人，经验丰富。这些医生在老式医学院求学，受过人道主义的洗礼，如今在科技进步的医疗领域小有成就。他们会直言不讳地告诉患者病情有多么严重，同时又不夺走生的希望。这两类医生无论对病人还是对我们的研讨课，都给予了很大的帮助和支持，不过我们和他们的来往更少，一是因为他们人数不多，二是他们的病人参与访谈时轻松自如，不需要辅助。

我们提出要对某个病人进行访谈，希望得到主治医生的同意时，十个医生中有九个会不乐意、烦躁，直接或间接表示反对。有些借口是病人的身体和心理健康不佳，还有些干脆否认自己负责治疗晚期病人。有时候病人提出跟我们见面，也会惹得主治医生火冒三丈，因为他们觉得这样做显得他们救治不力。除了少部分一口回绝的人，大多数最终同意病人参与访谈的医生，都自以为给了我们一个天大的恩惠。不过情况也在慢慢变好，后来，医生们开始主动请求让我们采访他们的病人。

P太太的例子，便可以说明一次研讨课会在医生中引发多大的混乱。

　　住院以来，P太太被很多事情困扰。她渴望找个人倾诉自己的忧虑，急切地想知道她的主治医生是谁。她是六月底住的院，刚好赶上医院人事变动，负责治疗她的"小组"走后，她便由另外一批年轻医生接手，但这些人她全都不认识。有一位新来的医生，他参加过我们的研讨课，注意到她惶恐不安，但医生忙着认识自己的新上司，熟悉新病房和新的工作内容，根本抽不出时间来陪她。我找到这位医生，提出采访P太太的请求，他马上就同意了。就在研讨课结束几小时后，他的新上司——一位住院医生，在拥挤的走廊上拦住我，气冲冲地大声指责我去见了P太太，还说："这是你从我负责的病房里拐走的第四个病人了。"当着众多探视者和病人的面，他一点儿也没觉得难堪，也不认为对一位医学专家出言不逊有什么不妥。显然，他气的是这件事背后的含义，气的是自己的队伍里竟然有人敢不请示他就擅作主张。

　　他从没反思一下，为什么他有那么多病人无法积极配合治疗，为什么同事不去征求他的意见，为什么病人从不在他面前提到心头的烦恼。这个医生后来命令他的实习生，以后不准把病情的严重性告诉病人，也不允许病人和我们交谈。在同一次研讨课上，他表示尊重和敬佩我们为晚期病人所提供的帮助，但他本人不会参与，也不允许他那些患有不治之症的病人参与。

另一个医生打来电话时，我刚好结束了一次令人感动的访谈，回到办公室。房间里有好几位来访的牧师和护士长，突然，听筒里传出一阵叫嚷，大意是："你胆子好大，居然敢对 K 太太说她快死了，她根本不知道自己得了重病，还指望着要回家呢！"等回过神来，我给致电者通报了访谈的内容，告诉他 K 太太想找个不负责治疗她的外人谈一谈。她说自己已经在计算着天数过日子了，却还不能接受这个现实。她要我们保证，让她的主治医生（就是电话另一端的人！）在她快要告别人世的时候，给出一点儿暗示，而不要一直玩捉迷藏的游戏，否则就太迟了。她信赖医生，但又很焦虑，因为她一直没把心中对病情的了解告诉他。

等这位医生听说了我们所做的一切（与他想象中的完全不同！），他不再发火，而是很好奇，最后还同意听一听 K 太太的访谈录音——里面有很多她想告诉医生的话。

来访的牧师也从这一通愤怒的来电中学到了很多，看来，研讨课让医生和病人消除了误解，增进了了解。

刚开始研究临终病人关怀的时候，我观察到医护人员会竭力否认自己负责的病房里有晚期患者。在另一家医院，我花了好几个小时想找到一个可以接受采访的对象，得到的答复都是：没有！路过病房时，我见到一个老人正在看报纸，文章标题叫《老兵不死》。他看上去病得很重，我问他"读这些东西"会不会害怕，他对我怒目而视，说我肯定跟那些医生是一伙的，只关心没什么大毛病的患者，而要是发现他们死期临近，就躲得远远的。这就是我要找的人！我向他介绍了我们的临终关怀研讨课[1]，希望病人能当着学生的面接受采访，教会学生不再回避晚期患者。他高兴地答应了，并为我们留下了一次难忘的访谈。

总体来说，医生最不愿意参与我们的研究，一开始不允许我们采访病人，后来又不愿意参加研讨课。那些给我们推荐了采访对象，又积极参加课程的医生，对项目的贡献最大，而且他们一旦参与进来，就一直会坚持下去。对他们来说，参加研讨课需要勇气，还得保持谦逊的态度，因为到场的人不仅有平日里一起工作的护士、学生和社工，还有病人。通过病人直言不讳的描述，他们了解到自己在患者的眼中和心中扮演了什么样的角色。那些害怕听到别人评价的人，自然不愿意参加这样的研讨 —— 何况我们谈论的主题通常被视为禁忌，不适合与病人和医护人员公开讨论。参加过研讨课的人会吃惊不已，他们能从病人身上学到新颖的观点、敏锐的观察，获益颇丰。这次不同寻常的学习经历能拓展他们的眼界，激励他们更好地投身于救死扶伤的工作。

---

1 过去我常用一次研讨课作为"精神病学"课的导入部分。

对医生们来说，这是迈出的第一步，也是最难的一步。推开那扇门，听一听研讨课到底做了些什么（而不是瞎猜），或者亲身体验一堂课，他们肯定会继续参与。三年时间里，我们访谈了两百多人，这期间，很多医生来到芝加哥参与研讨，他们有的来自美国东西部，有的来自欧洲和其他国家，但本校只有两位出席。我猜这是因为采访别人的患者来讨论临终关怀比自己的要更容易些，就像看戏比亲自演戏轻松。

护士们的反应各不相同。一开始，她们也发火，爱骂人。有些护士把我们比作贪吃的秃鹫，明确表示不希望在她们负责的病房里看见我们，另一些则满怀期待地欢迎我们，像是得到了解脱。原因多种多样。她们不满医生告知患者病情的方式和态度，气愤他们回避类似问题，或者故意在例行查房时漏掉某些病人。她们还谴责医生只给病人做许多不必要的检查，却不愿意花点儿时间跟他们交流。面对临终病人，她们有深深的无助感，当发现医生也无力面对死亡时，她们异常愤怒。她们批评医生不敢承认对身患绝症的病人已经回天乏术，还自欺欺人地开检查单子，装出一副努力救治的样子。看着病人家属们愁容满面、乱作一团的样子，她们也心神不宁，却又不能像医生那样躲开这一切。她们更能体会病人的心情，与病人相处的时间更久，所以挫折感和无助感也更强烈。

很多护士觉得自己在临终关怀方面缺乏训练，也没有人指导她们在面对如此危机时应该扮演什么样的角色。与医生相比，她们更能坦然地承认内心的矛盾，有时还趁着某个同事帮忙看护病房之时，出人意料地跑来参加研讨课。一旦意识到在对待病人、家属和医生时，坦率和真诚比客套话更有价值，她们就会比医生更快地转变态度，毫不犹豫地参与到讨论中。有一次，一位医生说某个病人的话感动得他几乎落泪，护士们马上也承认她们曾经尽量避免踏进那个女患者的病房，因为不忍心看到摆在床头柜上相框里她年幼孩子的照片。

对护士们的陈述，如果不是简单地加以评判，而是拿来说明某个特定的冲突情境，就能引导她们表达内心真实的忧虑和矛盾，给出对策。如果有哪位医生敢于听取病人对自己的意见，她们就会支持他，并很快学着指出他什么时候变得太有戒心，也学会了审视自己的戒备心理。

医院里有一间病房，住在里面的晚期患者习惯独来独往。护士长召集护士们开了个会，想弄清楚这是什么原因。我们和她们在一个小会议室碰头，每个护士都要回答同样的问题：面对晚期患者，护士应该扮演什么样的角色？一名年长的护士打破坚冰，说让她沮丧的是"在这些病人身上浪费时间"，她表示医院的护理人员严重缺乏，"把宝贵的时间浪费在救不活的病人身上，简直是荒唐"。

一名年轻的护士随后补充说："那些人在我面前死去，令人心情压抑。"另一名则特别愤怒，因为"他们在我面前死去，而且死的时候家属也在场"，或者她只是"拍了一下枕头"。十二个护士当中，只有一个觉得临终的病人也需要她们的关怀，哪怕帮不上忙，至少能让病人觉得身体舒服些。整场会议充斥着护士们对这一工作的厌恶之情，还夹杂着一丝愤愤不平，似乎病人当着她们的面去世，是在宣泄对她们的怒气。

现在，这些护士理解了自己为什么会有这些感受，体会到晚期患者都是饱受病痛折磨的可怜人后，护士们为这类患者提供了比他们健康一点儿的室友更好的护理。

护士们的态度在慢慢发生转变，她们中有很多人开始扮演我们在研讨课中扮演过的角色。如今，再有病人问自己未来的日子还剩多久，她们已经能镇定自若地回答了。她们不再害怕陪护晚期病人，遇到令人棘手的、难以接近的病人，她们会跑来找我们求助，有时还把病人家属领到我们或者牧师的办公室，并且组织护士们开会，讨论全程护理中出现的问题。对我们来说，她们既是学生，也是老师，为研讨课做出了卓越贡献。特别要感谢的是行政管理人员，她们从一开始就对研讨课大力支持，甚至协调楼层值班人手，让更多护士有机会来参加课程、参与讨论。

还有一些人，比如社工、职业治疗师和吸入治疗师，尽管人数较少，也出了一份力，让我们的研讨课成为真正意义上的跨学科合作。很多人后来志愿去探望病人，为那些虚弱得翻不动书的病人朗诵文章。职业理疗师设计项目，教病人制作小手工艺品，让他们觉得自己还有动手能力。在所有参与者中，社工似乎是最不担心如何处理危机的一类人，这也许是因为她们忙着照顾生者，不用真正地与临终病人打交道。她们更关心如何照顾孩子，解决病人的医疗费用，或者安排养老院，当然还少不了帮忙化解病人家属心头的痛苦，因此，她们不会强烈地感受到死亡的脚步声，而其他负责医疗救助的人会直接面对晚期病人，等到病人去世，工作也就结束了。

一本对临终关怀开展跨学科研究的书，如果对驻院牧师只字不提，内容肯定不完整。当病人面临危机、走向生命的尽头，或是病人家属难以接受亲人的离去，又或是医疗团队希望找个中间人调解矛盾时，驻院牧师的电话铃声往往会响起。开设研讨课的第一年，我没有找牧师协助，后来，他们的参与让课程面貌一新。第一年的研究开展得很难，原因有很多，一是别人不认识我，也不了解我的研究内容，所以拒绝参与；二是研究本身存在很多困难，那时我缺乏资源，也不熟悉医护人员，不知道谁容易接近，谁不好说话。我在医院怕是步行了成百上千里路，经过无数次尝试和失败，才弄明白谁会帮助我，谁会把我拒之门外。要不是在病人中反响很好，我也许早就放弃了。

某天晚上，在经历了又一次失败的寻找后，筋疲力尽的我满脸沮丧地走进驻院牧师的办公室，希望得到他的帮助。牧师跟我分享了他在病人身上遇到的问题，他也感到沮丧，想找人出主意。从那以后，我们开始合作。他有一份重症患者的名单，并且接触过他们中的很多人，我终于不用再寻找，因为从名单里就能挑出最合适的研究对象。

在参加过研讨课的牧师、神父、拉比和祭司等人中，很少有谁会像之前提过的医疗救助人员一样，回避死亡话题，或者心怀怨恨和愤怒。不过让我吃惊的是，他们与病人交流的唯一方式，是借助祈祷书和《圣经》的某些章节，这样就可以避免倾听病人的心声，免得回答他们不能或者不愿回答的问题。

他们中有很多人探视过数不清的重症病人，但在研讨课上，才第一次真正考虑死亡与临终的话题。他们主持过许多场葬礼，忙里忙外，深谙自己在仪式前后的角色，但要跟临终病患打交道，仍然有很大困难。

医生叮嘱他们"别说出去"，或者有个病人家属永远在场，这些都成了牧师避免与晚期病人进行实质性交流的借口。几次接触下来，他们意识到，自己其实是不愿直面这个痛苦的话题，《圣经》的内容、病人的家属以及医生的叮嘱，都只是牧师避免让自己牵涉其中的借口。

最感人、最有意义的态度转变，来自一个神学院的学生，他定期参加研讨课，全身心地投入这项工作。一天下午，他来到我的办公室，想和我单独聊一聊。过去的一周，他承受了极大的痛苦，也许面临着身患绝症的命运，他的淋巴腺异常肿大，需要做一次活检，看是不是得了淋巴癌。他参加了接下来的一次研讨课，给大家讲述了自己经历过的震惊、沮丧和怀疑等阶段——那些日子里，愤怒、绝望、希望与焦虑不安轮流出现。他把自己处理危机时所做的种种努力，与他在病人身上看到的尊严和气度做了生动对比。他还描述了妻子的理解和关心，以及孩子们偷听到夫妇俩讨论病情后的反应。他把切身体会告诉了我们，让我们体会到旁观者和病人的区别。

今后再遇到绝症病人时，他再也不会讲些空洞的套话。态度的转变，并非因为他参加了研讨课，而是他自己也面临过死亡的威胁，从病人那儿学会了如何应对。

从医护人员身上，我们感受得到他们对这项工作的抵触情绪，或者莫名其妙的反感和愤怒。当然，他们会转变态度。一旦理解了形成这种防备心理的原因，学会直面冲突并分析冲突的原因，他们就能更好地护理病人，帮助其他参与者成长起来。前路越艰险，越令人害怕，我们越要昂首向前。正因为如此，我们才收获了丰硕成果，因为我们曾辛勤耕耘，精心呵护。

· 学生的反应 ·

大多数参加研讨课的学生事先并不知道会面对什么情况，他们不是因为听别人说内容有趣才跑来上课的。他们只是觉得，在真正从事护理工作之前，得看看"真正的病人"。他们知道访谈会在一扇单面可视玻璃背后进行，刚好能让他们在与病人面对面接触之前，多一个"适应"的过程。

有很多学生（我们在后来的讨论中得知）报名参加研讨课，是因为他们自己的生活中就有尚未解决的问题，比如某人的离世带来的打击，还有一些人参加课程是为了学习采访技巧。大多数说来上课是想了解什么叫临终关怀，但只有少数人弄懂了。很多人第一次都是乘兴而来，没等访谈结束，就逃之夭夭。有的来了几次，才能耐着性子听完访谈并参与讨论。即便如此，当听说某个病人希望从玻璃背后走出来，跟大家面对面交流时，学生们还是会紧张得发抖。

参加过三四次研讨课后，学生才能自如地在众人面前讨论自己的看法和感受，有些到了第二天还争论不休。有个学生喜欢从访谈内容中挑出一些不重要的细节，拿来反驳别人的观点，后来大家怀疑他这么做是在逃避本质问题，即摆在病人面前的死亡命运。还有些只爱探讨医疗技术和管理上的问题，一旦有社工提到病人悲痛的丈夫和年幼的孩子，就感觉不舒服。如果有护士质疑某些流程和检查的合理性，学生们就会站到指导医生一边，为医生的做法进行辩解。还有学生提出疑问，作为主治医生，如果病人是自己的父亲，该怎么办呢？突然间，不同学科的学生意识到了这个问题有多么重要，开始理解病人的心情，也体会到医疗团队成员面临的艰难处境和身上肩负的重任。每个人都尊重和感激对方，实现了真正意义上的跨学科交流。

从最初的绝望、无助和惊恐开始，学生们对这些问题有了一个总体把握，并逐渐清楚自己在这出心理剧中饰演的角色从而发展出对问题的集体把控。每个人都要面对各自的问题，必须敞开心扉，否则别人就会说你是在逃避。因此，每个人都要试图以自己的方式正视面对死亡的态度，并且让自己和团队里的其他人熟悉它。所有人都经历了一段痛苦而令人满意的过程，之后心态会变得轻松，就像是参与集体治疗，一个人的问题解决了，就能帮助别人面对困难，扫清困难。坦率、真诚和敢于接受的态度，让我们有机会听到每个参与者的声音。

· 病人的反应 ·

与医护人员形成鲜明对比，对我们的采访，病人积极响应、踊跃参与。只有不到百分之二的病人明确表示拒绝参加研讨课，参加了的两百多位病人中，只有一位闭口不谈病情有多严重，也不提绝症导致的问题和她对死亡的恐惧。本书第三章已详细介绍过这类病人。

其他病人都很高兴能有机会与关心他们的人交谈。一开始，大多数人会用这样那样的方式试探我们，确认我们想和他们谈一谈生命最后的日子该怎么度过，或者如何进行临终关怀。他们大多愿意卸下心理防备，变得开朗健谈，因为再也不用心头笼罩着现实或不现实的恐惧，表面上还要做虚伪的文字游戏。不少人第一次参加研讨课时，就像是打开了一道尘封已久的闸门，积蓄的洪水奔涌而出，将河道冲得清清爽爽。

有些病人会将访谈推迟一段时间，在第二天或接下来的一个星期找我们坐下来谈。如果你想从事这项研究，就得记住，这类病人的"拒绝"并不意味着"不，我不想谈这事儿"，而是"我现在还没准备好把我的想法说出来"。遇到这样的"拒绝"，我们不会放弃，继续拜访病人，他就会在准备开口的时候给出暗示。只要得知准备好后，随时会有人和自己谈心，他们就会在合适的时机打来电话。很多病人后来都感谢我们的耐心等待，告诉我们，他们在鼓起勇气开口之前，内心所经历的痛苦和挣扎。

也有些病人从来不使用"死亡"或"临终"等字眼，而是用更隐晦的方式表达类似的意思。感觉敏锐的话，医生不使用这些直白的词汇也能为病人答疑解惑，给他们帮大忙。A 太太和 K 太太就是这样的例子（详见第二章、第三章）。

我们不禁扪心自问，究竟是哪些地方发挥了作用，吸引了那么多重症病人乐于跟我们分享他们的感受？我们得听听他们的回答，为什么当初接受了邀请。在这个阶段，病人感到绝望，认为自己一无是处，找不到活下去的意义。他们等医生来查房，等着拍 X 光片，或者等护士送药过来，昼夜更迭，单调而永无止境。此时，一位访问者走进这间单调乏味的病房，将他们从沉寂中唤醒。他有常人一样的好奇心，想了解病人的反应、决心、希望和沮丧。他真的拖了把椅子坐下来。他真的在聆听，并不着急离开。他不说委婉的套话，而是问得很具体，用直接而简单的表达，触及病人内心深处的想法 —— 这些想法有时会被压到心底，却又一再浮上心头。

这个人的到来打破了沉闷孤寂的气氛，也结束了病人无用的、痛苦的等待。

还有一个更重要的原因，病人觉得这样的交流对某些人来说也许意义重大。当他们认为自己活得没有价值，对别人毫无用处时，这种交谈让他们感觉是在为他人提供服务。不止一位病人说过："我想帮帮别人。也许捐出我的眼睛或者肾，让我感觉好受点，趁自己还活着，能做点儿事儿。"

有些病人把研讨课当作测试勇气的特殊方式。虽然恐惧清楚地写在脸上，他们仍然借此机会向我们传教，表达他们对上帝的信仰，以及他们随时准备响应上帝的召唤。还有些信仰虔诚的病人，能接受生命走向了尽头，骄傲地分享自己的感悟，希望影响到面前这些年轻人。那位脸部长了恶性肿瘤的歌剧演员还想在研讨课中上演她的绝唱，为我们高歌一曲，然后安心地回到病房，先拔牙，再进行化疗。

我想说的是，虽然病人积极响应，他们参加研讨课的动机却不尽相同。有些原本打算拒绝，又怕会影响随后的治疗，更多的是借参与访谈的机会，发泄他们的怒火，和对医院、对医护人员、对家人乃至对整个世界的不满，因为他们生了病，被迫远离了正常的生活。

他们活在向上天借来的日子里，徒劳地等待医生来查房，靠一次又一次探视时间熬日子，望着窗外发呆，盼望哪个护士有空陪他们聊聊天……很多临终病人都是这么消磨时间的。所以，当病房来了个陌生的客人，想和他聊天，听他说说得病后的心情和感受，他能不奇怪吗？谁想坐下来，听他讲述在孤独日子里的恐惧、幻想和心愿？也许正是这些，包括微小的关注、一点点"职业疗法"、单调生活中的一丝涟漪、白墙上的一抹色彩，成为病人在研讨课上的收获。他们突然穿戴整齐，坐上轮椅，有人征求他们的意见，问能否将访谈录下来，他们发现有一群人正兴致勃勃地看着自己。也许这种关注起了很大作用，为病人洒下一缕阳光，告诉他们还有生的希望。

病人是否接受和赞许我们的工作，最好的衡量方法就是他们是否会在接下来的日子里，欢迎我们继续跟他们畅谈。大部分病人出院后，会主动和我们保持联络，打电话说遇到了什么难题，或者聊聊发生了什么大事。W 太太就给我打过电话，说负责给她治病的 K 医生和 P 医生打电话到她家，问她身体怎么样，对此她很欣慰。她渴望与我们分享这个好消息。这说明在私底下，我们俨然成了亲密的朋友。用她的话来说："要是我躺在床上等死，能见到你们随便哪一个，就可以安心去死了！"这说明我们之间的关系非同一般，微小的关怀成就了牢固的友情。

E 先生用类似的话描述了 B 医生："当时没人管我，我沮丧得很，准备等死。实习医生成天跑来在我的血管上瞎戳，也不管床上乱不乱，病号服是不是该换一换。有一天，B 医生来了病房，我还没反应过来，他已经拔出了针头，我都没有感觉到，因为他的动作很温柔。然后在注射的地方贴了一块绷带 —— 之前没人这样做过 —— 还教我怎么撕下来，一点儿也不疼！"E先生是一位有三个孩子的年轻父亲，身患急性白血病，在他饱受病痛折磨的日子里，这件小事给了他莫大的安慰。

对于舍得花点儿时间关心自己的人，患者的感激之情溢于言表。身处一个忙碌的世界，到处是冷冰冰的器械和数字，让人感觉不到一丝温暖，难怪付出一丁点儿人性关怀，就会激起热烈的回应。

这是个充满不确定性的时代，人类发明了氢弹，也为了生计终日奔忙，此刻，一份来自个人的小礼物反而更有意义。这份礼物会让双方受益：患者为同病相怜的人送出帮助、勇气和鼓励，我们送出的则是关爱、时间，以及将患者在生命尽头教会我们的人生感悟与众人分享。

研讨课受病人欢迎的最后一个原因，也许是他们希望死后为人间留下一点儿东西，留下一个小礼物，就能创造出永生不灭的假象。我们感谢他们来分享对这个禁忌话题的看法，告诉他们能起到教育我们的作用，并且能帮助其他患病的人，于是他们便萌生了一个念头，某些东西会在他们死后遗留下来，比如在研讨课上，他们的建议、想法和观点会继续活下去，被人讨论，在某种程度上变为不朽。

临终病人希望远离人世纷争，无牵无挂地对世界做最后的诀别，但要是缺少一个局外人帮忙排遣内心的苦闷，他们是做不到的。

死亡是一个令人压抑的话题，但我们用一种坦诚而简洁的方式进行讨论，由此打开了一扇大门，大家畅所欲言。其实必要的话，我们完全可以绝口不提死亡，但如果病人不忌讳，聊聊他们的恐惧与忧虑也行。我们没有否认和逃避，我们敢于使用"死亡"和"临终"这样的字眼，也许正因为如此，病人才愿意和我们交流。

如果要总结一下，我们从这些病人身上学到了什么，我觉得令人印象深刻的是，无论是否被告知了病情，他们对病情的严重性都有清晰的认识，但他们不会跟医生或者家人说自己心头有数，因为哪怕只是想一想这个残酷的现实，都叫人痛苦。要是有人直接或者隐晦地表示不想谈论这个话题，病人就立刻心领神会，不谈就不谈吧——能躲一阵子也挺好。然而总有那么一刻，病人想抒发自己的焦虑，摘掉面具，正视现实，趁时间还不晚，安排一些要紧事儿。他们欢迎别人突破自己的心理防线，感激听众愿意听他们聊一聊即将到来的死亡和未了的心愿。他们想让别人也体会一下愤怒、嫉妒、内疚和孤独。他们明确表示，医生和家人想回避死亡，他们才回避，因为要指望医生和家人，必须维持良好的关系。

病人并不太介意医护人员没有告诉他们实情，真正让他们气愤的是被人当作小孩子，当需要做出重大决定时，还被排除在外。确诊患上绝症后，他们能觉察到人们的态度和行为发生了变化，并由此推测自己的病有多严重。换句话说，虽然没人直接告诉病人，但从医生和家人说话时吞吞吐吐的样子，以及他们态度上发生的转变，都让人猜得出答案。病人很感激有人来通知他们诊断结果，但不包括两种情况：一是在医院走廊突然得到这个消息，毫无思想准备，事后也没有应对措施；二是说话人的态度让病人看不到生的希望。

听到不幸的消息，病人的反应近乎一致，患上绝症时都会这样，遭遇突如其来的重大变故时也是如此——他们感到震惊，表示怀疑。大多数病人否认自己得了病，短则只有几秒钟，长的话要持续好几个月，之前列举的几次访谈就体现了这一点。这种否认并不彻底，紧随其后的是生气和愤怒，表现形式多种多样，也折射出病人对健康人的嫉妒心理。医护人员和家属的反应相当于给病人火上浇油，让情绪更糟糕，使病人又回到了得知患病的最初阶段，就像I修女的例子。如果周围的人能容忍这种愤怒，不妄自评判，就算是帮了病人的大忙，让他们从短暂的讨价还价阶段过渡到抑郁阶段，并以这个阶段为跳板，顺利踏上最后的接受阶段。如图所示，这些阶段不会相互取代，而是相继出现，偶尔还有重叠。很多病人无须外界帮助就能到达最后阶段，有些则需要他人协助，依次度过这些阶段，最终平静而有尊严地死去。

不管病情处于哪个阶段，采取什么样的应对措施，直到生命的最后一刻，我们的病人始终心存希望。有些病人听说自己得了绝症，而

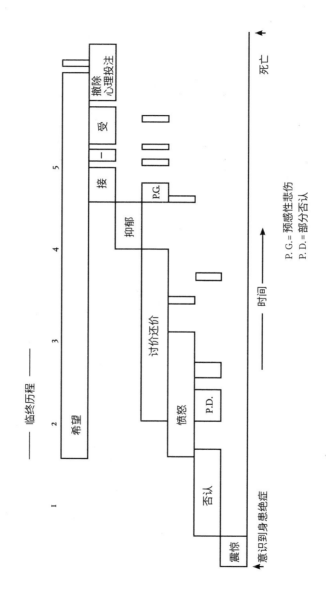

P. G. = 预感性悲伤
P. D. = 部分否认

333

且治不好，火气大得压不下去，他们永远都不会原谅那个用残忍的方式告诉他们噩耗的人。而我们的病人呢，他们都怀着活下去的希望，这一点必须牢记！希望来自一次新发现，一个新的实验结果，一种新药或者新的免疫血清，或者是上帝显现的奇迹，甚至认为 X 光片和病理性幻灯片属于另外一个病人。希望还来自时而缓解的病情，就像 J 先生向我们描述的一样（详见第九章）。不管我们赞成与否，都应该让他保留这份希望。

即使病人非常乐意和我们分享他们的忧虑，可以直言不讳地讨论死亡和临终，但如果他们想换个话题，也会发出信号，让别人知道，该聊一点儿开心的事儿了。他们承认释放情绪很愉快，但要找准时机，时长也得有限制。

了解病人在患病初期的抵触情绪和防备心理，一定程度上可以帮助我们预测他们在面对这个危机时会如何防御。相比那些物质丰富、生活舒适、交际圈广的人，学历低、阅历少、社会关系不复杂、工作内容简单的人，更能够直面这个人生的最后危机。那些一辈子历经磨难、勤奋工作、辛苦劳动的人，那些已经生儿育女、对工作表现很满意的人，能更平静而有尊严地接受死亡，而那些控制欲太强的人，那些积累了大量物质财富、手握丰富的社会人脉却没有真心朋友的人，最后也许会孤零零地死去。本书第四章列举过典型例子。

病人是否有宗教信仰，对他们的反应影响不大。也许是不好判断，因为我们无法明确界定什么叫有信仰的人。但我们找到了几个有真正信仰的人，信仰对他们影响极大，与之形成鲜明对比的，是几位彻底的无神论者。其他人则在中间游走，有一点儿信仰，但又不足以将他们从矛盾和恐惧中解救出来。

等病人到达接受阶段，心无杂念地与世界告别，来自外界的干扰是最大的阻碍，让他们难以安详辞世。这是个信号，预示死亡近在咫尺，虽然从治疗的角度，我们看不出有什么异样，但病人通过身体的种种征兆，能感受到死神的临近。我们可以捕捉到一些蛛丝马迹，却无法得知病人的生理和心理状况出现了什么变化。当问到这个问题时，病人承认自己能感觉到，而且还要我们现在就坐下来谈，因为他知道，明天就太迟了。当病人一再坚持时，我们就该敏锐地察觉到，否则就会错过聆听他最后心声的机会。

我们关于临终病人的跨学科研讨课已经成为一种广为人知的研究方式，每周都有多达五十人参加，成员有着不同的背景和学科，目的也不一样。这也许是医护人员的私人聚会，能从不同角度探讨病人的需求和关怀。抛开人数越来越多的学生，研讨课就像是一次集体治疗，参与者畅谈自己对病人的感受和想法，加深了他们对自己动机和行为的理解。

医学院和神学院的学生在参加研讨课后，可以修得相应的学分，还能以此话题写出很多论文。简言之，研讨课已经成为学生的一门功课，他们提前接触到临终病患，等以后从事这份职业时就可以卸下心理防御，对病人多一份关心。年长的执业医生和专科医生也来参加课程，分享他们在医院之外的从业经验。护士、社工、管理人员和职业治疗师的参与增加了跨学科的对话，不同学科的专业人士展示了他们所扮演的角色和努力。大家加深了彼此之间的理解和认同，这不是因为我们的职责一致，而是由于我们有类似的想法、忧虑和憧憬。如果一位医生能够承认自己听到某个病人的说话声就起鸡皮疙瘩，那护士才能更自在地分享自己对这种情况的感受。

有一个病人将环境变化描述得形象生动。上一次住院的时候，她给我打电话，诉说自己沮丧而愤怒的心情，因为她一个人住在特殊病房，孤独而寂寞。她的病情竟然好转了一点儿，等再次入院后，她又来拜访了我们，她还住在上次那个病房，但有了自己的房间，她想再参加一次研讨课，因为全新的环境让她很意外。"你想想看！"她说，"现在真的有护士会来我房间坐一会儿，问我'想聊聊天吗？'"我们不确定是不是因为上了研讨课，护士们的心态变得轻松了，带来了这种变化，但这类特殊病房确实让气氛变得不一样，越来越多的医生、护士和临终病患从这个病房来到了研讨课现场。

也许最大的变化是有医护人员主动来找我们咨询，这说明他们也意识到抵触情绪不利于看护病人。最近我们还收到一些院外重症病人及其家属的请求，希望能参加研讨课，他们既希望无愧此生，也愿为其他病友尽一份绵薄之力。

身处一个人情冷淡的社会，我们更应该重视临终关怀，鼓励人们就这个主题展开对话，让活在世上的每一天都没有恐惧和担忧。

一个学生在论文中说，研讨课最奇妙的地方是大家很少谈论死亡本身。法国思想家蒙田不是说过吗，死亡只是临终结束的那个瞬间。我们也发现，对病人来说，死亡不可怕，令人害怕的是临终的过程，因为其中伴随着绝望、无助和孤独。参加过研讨课的人思考了这些问题，他们抒发情绪，收获感悟，现在他们不仅能轻松地面对病人，也能更坦然地接受自己有朝一日的死亡命运。

第十二章

绝症病患的治疗

———————

死亡隶属于生命，正与生一样。

举足是走路，正如落足也是走路。

——泰戈尔《飞鸟集》第二百六十七首

前文明确提到，绝症病人会有一些特殊的需求，只要我们愿意花点时间坐下来听他们讲，看看他们要什么，他们的心愿就能得到满足。最重要的沟通是让对方知道，我们随时乐意了解他们的顾虑。和临终病人相处需要成熟的心态和丰富的经验。在我们能安静地坐下来，淡定地坐在他们身旁聆听之前，必须先审视自己对待死亡和临终的态度。

开诚布公的访谈，能让双方在交流时既不害怕，也不心烦。无论医生、牧师或者其他任何扮演治疗师的角色，都要试着用自己的言行让病人知道，无论何时提到癌症、临终之类的字眼，他们都不会掉头就跑。病人往往很快心领神会，打开话匣子，或者告诉采访者，感谢他们的好意，但时机还不成熟，不便聊这个话题。病人会让对方知道自己什么时候愿意分享心事，治疗师则应向病人保证他到时会再来。很多病人不止一次参与访谈，他们希望能活下去，因为事业还没有完成；或者担心智力有缺陷的妹妹，怕自己死后没人照顾她；又或者是没有安排好子女的抚养问题，想找人诉说心中的担忧。还有些病人对真实的或者幻想出来的"罪过"怀有深深的负罪感，只要我们为他们提供倾诉的机会，尤其是还当着牧师的面，他们就获得了极大的解脱。"忏悔"或者安排好了后事之后，病人心情就好多了，未竟的事业有了接班人，他们便死而无憾了。

很少有病人因为不切实际的恐惧而害怕死去，前文提到过那一位女士，因为一想到会"被虫子活活咬死"，就"害怕得不敢死"（详见第九章）。她对虫子有难以名状的病态恐惧，但同时又清楚这种想法很荒诞。她自己也说这很可笑，所以更不敢告诉家人，要知道为了给她治病，家里的积蓄都花光了。接受访谈后，这位老人跟我们吐露了萦绕在心头的恐惧。后来，女儿和她说好火葬，忧虑一除，她很快就去世了。

令我们感慨的是，短短一次研讨课，就能帮助病人减轻心理负担。但我们也很纳闷，为什么医护人员和家人很难引导病人说出他们的诉求？其实，这一切只需要一个开门见山的问题就能办到。

E 先生不是绝症病人，但我们在此仍然以他作为开放式访谈的典型例子，因为他出现在我们面前时，就像个快要死的人。究其原因，是一个他爱过恨过的亲人刚刚去世，让他黯然神伤，总觉得自己也活不长了。

E先生，犹太人，八十三岁，因体重锐减、厌食、便秘等状况住进一家私人医院治疗。他抱怨腹痛难忍，看起来憔悴而疲惫。他心情低落，经常抹眼泪。全面检查也没查出什么毛病，住院医生只好求助于心理医生。

他是在一次诊疗会上接受的采访，在场的还有几名学生。他不介意有外人在场，觉得把个人问题说出来后，心情很轻松。他说住院的四个月前，自己的身体还挺好，但后来突然变成了"一个得了病的孤老头"。经过一番深入询问，我们得知在他身体出现问题的几周前，他的儿媳去世了，紧接着，与他分居的妻子也突然离世，当时他刚好出城度假去了，又过了两个星期，他开始出现疼痛感。

他生气家人没有在自己最需要的时候来医院看望。他抱怨护士们笨手笨脚，没有一个能照顾好他。他打赌说要是许诺"死后给他们几千美元"，亲戚们肯定马上会跑来探望。他滔滔不绝地聊到安居房项目，他和别的老人都住在那里，还聊到他们受邀去度假的事儿。我们很快就发现，他的怒火源于窘迫的经济状况，因为没钱，他别无选择，只能住在政府为贫困家庭修建的安居房，参加那里组织的旅行。在我们进一步了解后，事情弄清楚了：妻子住院期间，他没能陪在她身边，所以很内疚，并且试着把他的内疚转移到那些组织旅行的人员身上。

我们问他，是不是觉得被妻子抛弃了，忍不住想对她发火？他顿时老泪纵横，说他搞不懂妻子为什么要抛弃自己。她把两人的独子按照非犹太的方式来抚养，还在他最需要人陪的时候离他而去！他很内疚，又因将负面情绪归咎于逝者身上很愧疚，所以把火撒向亲戚和护士。他相信自己会因为这些恶行而受到惩罚，所以忍耐疼痛，以期减轻自己的罪孽。

我们告诉他，爱恨交织是正常的情感，每个人都会有。但我们也希望他坦白自己对前妻怀有怨气，可以的话，下次见面时跟我们简单聊几句。他说："要是再继续疼下去，我就要从窗户跳出去了。"我们回答道："你疼是因为咽下了太多愤怒和沮丧，别怕丢脸，大胆说出来，疼痛就会消失。"他半信半疑地离开了，但叫我们再来找他。

送老人回病房的住院医生见他一副颓然的样子，格外关心，还专门开导他，说我们在研讨课上的那些话有道理，并重申他那些情绪也很正常，听完后，他终于提起精神，挺直腰杆走回了病房。

第二天，我们去看他，发现房间里没有他的踪影，原来他一早就出了门，到处找人聊天，去咖啡馆坐坐，享用美食。他也不再便秘，身上也不疼了。访谈结束后的那天傍晚，他蹲了两次厕所，排便结束后感觉"轻松痛快"，并计划着出院，之前爱玩什么，还接着玩。

出院那天，他微笑着向我们回忆起和妻子共度的美好时光，还说他改变了对医护人员的态度："我过去总刁难他们。"对亲人的态度也不一样了，特别是和儿子的关系又亲密了一些："我们俩都觉得孤单，正好相依为命。"

我们向他保证，如果有身体的、心理的问题，随时都可以来找我们。他微笑着说自己上了一堂很有意义的课，面对自己的死亡时，肯定不害怕了。

E 先生的例子说明这样的访谈也能给其他人带来帮助，他没有得病，但由于上了年纪，无法接受那个令他爱恨交织的人离世，所以内心很痛苦，并将身心的折磨看作减轻负罪感、压抑对逝者怨恨的方式。与其说 E 先生害怕的是死亡本身，倒不如说他害怕在告别人世时，没有来得及为自己的怨恨付出代价，因为他怨恨的对象走得很匆忙，没有给他"弥补"的机会。他忍受疼痛，以此克服遭遇天谴的恐惧，他迁怒于护士和亲戚，却没有意识到自己的怒火源于心头的怨恨。简简单单的一次访谈，竟然挖掘出这么多信息，只需要稍稍解释几句，或者告诉病人爱恨交加乃是人之常情，并不会招致报应，就可以极大地缓解病人身上的痛感。

有些病人需要解决的不止一个问题，对他们来说，短期治疗最有效，无需心理学家，只要找一个随和的人，愿意花时间坐下来听他们聊天就行。我忽然想到了 I 修女，我们见过她很多次，她从病友那儿得到的帮助并不比我们这儿少，I 修女这样的病人很幸运，虽然得了病，还有时间收拾心情，更好地了解人生，对自己还拥有的东西心存感激。为绝症病人开设的短期心理治疗班常常不定期举行，根据每位病人的身体状况、语言能力和参与意愿，在特定时间单独进行，通常以几分钟的小访谈开始，病人有时不愿开口，要有我们来打圆场。当病人身体感到不适或者疼痛加剧时，访谈会暂时中断，用默默的陪伴来代替言语的交流。

我们常常感到困惑，到底有没有必要挑出一组绝症病人参与小组治疗，因为他们经常一样孤独寂寞。在绝症病房工作的人注意到，病人的情绪会互相传染，一个病人发言精彩的话，会影响另一个病人。我们不时感叹，研讨课上的经验竟然会在病人之间口口相传，我们还经常被一个病人"推介"给另一个。我们发现，接受过访谈的病人爱聚在医院大厅，像兄弟会一样继续非正式的会谈。我们一直让病人自己决定，他们想透露多少秘密，就透露多少，但我们也在琢磨怎么才能吸引病人主动要求接受访谈，因为至少有一部分病人是自愿参加的，他们中有些是慢性病患者，还有些是请求多住几次院的病人。他们认识很久了，不仅得的病一样，住院经历也类似。令人印象深刻的是，他们会因为某个"家伙"去世而暗自高兴，这种反应证明他们在潜意识中想的是："这会降临到他们头上，而不是我。"所以很多像 G 太太（详见第七章）一样的病人和家属，在看望病得更重的患者后，总能得到几分安慰。I 修女则借串门之机，打听病友的需求，以证明护士效率低下（见第四章）。通过护理一些病人，她暂时忘掉了自己衰退的身体机能，顺便表达了心头的愤怒，因为那些护士个个身体健康，却没能照顾好病人。治疗会小组的成员里如果有这类病人，就能帮助他们剖析自己的言行，也让护理人员知道病人的需求。

F 太太是另一位值得记住的病人，她是最早开始召开非正式治疗会小组的人，参与者除了她，都是年轻的重症患者，要么是得了白血病，要么是霍奇金病。F 太太本人就已经身患霍奇金病二十多年了。过去几年，她平均每年要住院六次，最后她终于接受了自己的病情。有一天，一个叫安的十九岁姑娘入院接受治疗，她被这个病吓得够呛，不知道自己会变成什么样子，又没办法讲给别人听。她父母拒绝谈论这件事，于是 F 太太变成了她的私人顾问。F 太太对安聊起自己的儿子、丈夫，以及不管她入院多少次，仍然精心呵护的小家庭。安终于敞开心扉，说出心头的忧虑，询问病情。安出院的时候，又把另一位年轻病人介绍给 F 太太，犹如连锁反应，一个接一个的病人认识了 F 太太，疗效堪比小组治疗。小组成员很少超过三个人，但只要都还在住院，就会保持联系。

· 无声胜有声 ·

在某一段时间，病人的疼痛会消失，大脑会放空，也不再做梦。他们几乎不再进食，身旁的一切都陷入无边的黑暗。这时候，亲人们会在医院的走廊上彷徨，痛苦地等待，不知道是该离去照顾活着的人，还是该留下来见证死亡降临。此刻，说什么都已太迟，但亲人们仍会大声哭求——无论能否说清。医疗抢救为时已晚（而且太残忍了，不过医生出于好意，还是会尽力尝试），但距离临终的别离，似乎又为时尚早。对于亲人来说，这是一段艰难的时光，病人也许希望早点上路，得到解脱，或者拼命地想抓住什么，但这个东西正从他的指尖溜走。这个时候，病人只需要亲人安静地陪在他身旁。

医生、护士、社工和牧师能在最后的时刻发挥巨大作用，如果他们能理解病人家属的内心冲突，就可以帮忙挑选出一个人，坦然地陪在弥留之际的病人身边，扮演治疗师的角色。同时，帮助那些坐立不安的家属减轻内心的负罪感，向他们保证会有人守在病人旁边，直到最后一刻。他们知道病人死的时候并不孤单，于是他们能心安地返回家中，而不用因为这个常人都难以面对的一刻而心怀愧疚。

那些心中有力量与爱心的人坐在临终病人旁边，在超越语言的沉默之中，他们知道，这个时刻既不可怕，也没有痛苦，只不过是人体的机能平和地停止了运转。看着一个病人安详地离去，会让人想到一颗流星，在浩瀚夜空的星河中闪过，释放出绚烂的光辉，转瞬即逝，永远消失在黑暗中。作为临终病人的治疗师，我们意识到在茫茫人海中，每个人都是独一无二的。很少有人能终其天年，但在短暂的时光中，我们仍可创造独一无二的人生，为人类历史编织下我们的一环。

杯中的水是光辉的；海中的水却是黑色的。

小理可以用文字来说清楚，大理却只有沉末。

——泰戈尔《飞鸟集》第一百七十六首

────── *致 谢* ──────

本书能顺利完成，要感谢很多人直接或间接的帮助，人数太多，我无法逐一表达谢意。

首先得感谢西德尼·马戈林医生，是他启发我在采访身患绝症的病人时，邀请学生们在场，这是一种很好的教学方式。

感谢芝加哥大学附属比林斯医院精神科为访谈提供场地和设备。

感谢赫尔曼·库克牧师和卡尔·奈斯旺格牧师，他们跟我一道访谈病人，并且在访谈对象缺乏的时候，积极协助寻找人选。感谢韦恩·里德伯格与另外四名首批参与项目的学生，他们的热情和求知欲帮助我解决了项目之初遇到的种种难题。感谢芝加哥神学院教职人员伸出援手。感谢雷福特神父和他的妻子哈莉特，两人花费了大量时间审读本书的初稿，肯定其价值，让我备感鼓舞。感谢 C. 奈特·奥尔德里奇过去三年间对本书撰写的不懈支持。

感谢埃德加·德雷珀医生和简·肯尼迪校阅了部分初稿。感谢博妮塔·麦克丹尼尔、珍妮特·列什金和乔伊比·卡尔森录入书稿。

对于众多参与访谈的患者及其家属，最好的感谢方式，是将访谈的内容以文字的形式付印出版。

感谢给予我创作灵感的作家们，感谢所有关注、关爱绝症患者的普通人。

感谢彼得·内夫劳蒙先生建议我写这样一本书，感谢麦克米伦出版公司的克莱门特·亚历山大先生，他从不催促我，想必深谙创作的艰辛。

最后，我想感谢丈夫和孩子们，有他们的理解和支持，我才能在妻子和母亲的身份之外，全身心投入工作中。

本书各篇章所引用的泰戈尔诗文，部分章节采用了汤永宽、朱绩崧、郑振铎、冰心的翻译。

1. 泰戈尔《采果集》，汤永宽译。

2. 泰戈尔《飞鸟集》第二百一十九首，朱绩崧译。

3. 泰戈尔《飞鸟集》第七十九首，一熙译。

4. 泰戈尔《飞鸟集》第七十五首，一熙译。

5. 泰戈尔《飞鸟集》第七十一首，郑振铎译。

6. 泰戈尔《飞鸟集》第四十四首，郑振铎译。

7. 泰戈尔《吉檀迦利》第九十三首，冰心译。

8. 泰戈尔《吉檀迦利》第八十七首，冰心译。

9. 泰戈尔《游思集》第二部分，第二十一首，汤永宽译。

10. 泰戈尔《吉檀迦利》第八十六首，冰心译。

11. 泰戈尔《飞鸟集》第二百九十三首，郑振铎译。

12. 泰戈尔《飞鸟集》第二百六十七首，郑振铎译。

13. 泰戈尔《飞鸟集》第一百七十六首，郑振铎译。